AF546519

# Menschliches Herz,
kosmisches Herz

1. Auflage Oktober 2024
2. Auflage Januar 2025

Copyright © 2016 by Thomas Cowan
Kopp Verlag e. K. edition published by arrangement with
Chelsea Green Publishing Co, White River Junction, VT, USA
*www.chelseagreen.com*

Titel der amerikanischen Originalausgabe:
*Human heart, cosmic heart*

Copyright © 2024, 2025 für die deutschsprachige Ausgabe bei
Kopp Verlag, Bertha-Benz-Straße 10, D-72108 Rottenburg

Alle Rechte vorbehalten

Übersetzung aus dem Amerikanischen: Angelika Orpin
Satz und Layout: Mohn Media Mohndruck GmbH, Gütersloh
Umschlaggestaltung: Martina Kimmerle

ISBN: 978-3-98992-043-9

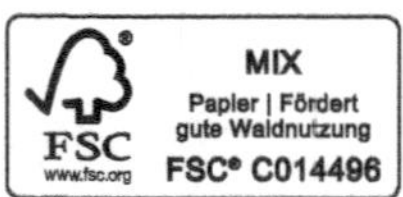


*Gerne senden wir Ihnen unser Verlagsverzeichnis*
Kopp Verlag
Bertha-Benz-Straße 10
72108 Rottenburg
E-Mail: info@kopp-verlag.de
Tel.: (0 74 72) 98 06-10
Fax: (0 74 72) 98 06-11

*Unser Buchprogramm finden Sie auch im Internet unter:*
www.kopp-verlag.de

Dr. Thomas Cowan

# Menschliches Herz kosmisches Herz

Herz-Kreislauf-Erkrankungen verstehen, behandeln und vorbeugen

KOPP VERLAG

Ich widme dieses Buch meinen Enkelkindern Ben, Sam, Amiya, die jetzt schon auf der Welt sind, und meinen zukünftigen Enkelkindern. Mögen sie eines Tages in einer Welt leben, deren Triebkräfte Freude, Ehrlichkeit und Freiheit sind.

»Man hält mich für verrückt. Mag sein, dass man recht hat. In diesem Fall spielt es keine Rolle, ob ein Narr mehr oder weniger auf der Welt ist. Wenn es aber so ist, dass ich recht habe und dass die Wissenschaft irrt, dann möge der Herr sich der Menschheit erbarmen.«

Viktor Schauberger

»Tränen kommen von Herzen und nicht vom Verstand.«

Leonardo da Vinci

# Inhalt

KAPITEL 1

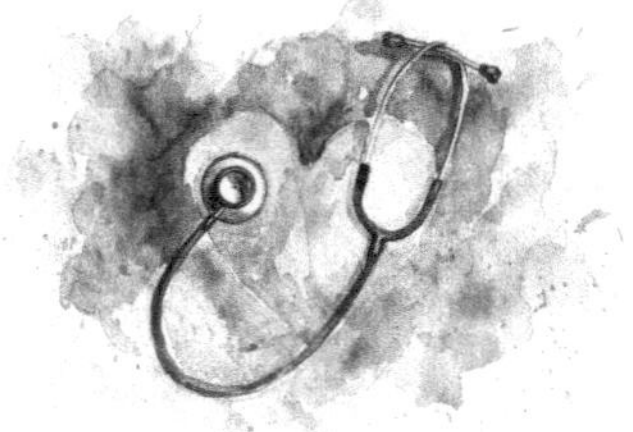

# Der ungläubige Thomas

Ich sehe mich noch im Alter von 16 Jahren erschöpft und zusammengesunken auf der Bank in der Umkleidekabine sitzen. Meine Mannschaftskameraden haben längst geduscht und sind nach Hause gegangen. Irgendwann steckt Trainer Callaway den Kopf zur Tür herein und bellt: »Trödel nicht so rum, Cowan! Ich muss hier abschließen.«

Angst habe ich nicht, ich wundere mich nur.

Ich kann mir einfach nicht erklären, warum ich nicht in Form komme, obwohl ich an 5 Tagen in der Woche intensives Basketballtraining mache. Unsere Mannschaft war eine der zehn besten in Michigan, sogar bei Spielen gegen die städtischen Schulen, die regelmäßig Spieler an Topcolleges oder gelegentlich in die NBA schickten, und unser Training war mörderisch hart. Wenn ich es nicht schaffte, zehn Freiwürfe hintereinander zu versenken, ließ Trainer Callaway, dessen Ehrgeiz sich nicht auf das Coaching von Highschool-Teams beschränkte, uns Runden laufen. Unsere Spielweise und unsere Strategie bestanden darin, die gegnerische Mannschaft zu überrennen.

Und obwohl unser Training schon lange beendet ist, rast mein Herz immer noch – mein Puls ist von 72 Schlägen pro Minute auf 200 hochgeschossen –, und ich kann nichts dagegen machen, nur warten, bis es vorbei ist. Ich erzähle niemandem davon, weil ich mich für meine schlechte Kondition schäme und Angst habe, dass wertvolle Spielzeit verloren geht, wenn ich mir anmerken lasse, wie kaputt ich mich fühle. Wenn mein Herz sich dann beruhigt hat, schleppe ich mich durch die Dunkelheit heim zu unserem Haus in einem Vorort von Detroit.

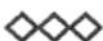

Meine früheste deutliche Erinnerung ist, wie ich mich in meinem Schlafzimmerschrank versteckt habe, voller Wut auf die Welt und doch hoffend, dass irgendjemand (meistens meine Mutter) kommen, ein freundliches Wort sagen und mich aus meinem Elend erlösen würde. Was diese spezielle Episode ausgelöst hat, weiß ich nicht mehr, aber ich erinnere mich, dass so etwas ziemlich häufig vorkam und ich schon von klein auf am liebsten allein und nur selten mit anderen Kindern spielte, auch wenn sich die Gelegenheit dazu bot. Ich sprach wenig, und wenn, dann stotternd und mit einem Sprachfehler, aufgrund dessen ich kein L aussprechen konnte.

Als ich 6 Jahre alt war, brachten meine besorgten Eltern mich zu einem Kinderpsychiater, der ihnen sagte, dass ich einfach viel nachdächte und mich vielleicht eines Tages dazu entschließen würde, meine Gedanken mitzuteilen. Es gab keine weiteren Besuche, keine Therapie, überhaupt keine Intervention – etwas, wofür ich bis heute zutiefst dankbar bin, vor allem wenn besorgte Eltern mit ihren kleinen Kindern zu mir in die Praxis kommen.

In der Schule bekam ich eine Therapie, um die Sprachstörung zu beheben, und als ich etwa 7 Jahre alt war, hörte ich auf zu stottern. Meine Sprachlehrerin sagte, ich sei der einzige ihrer Schüler, der einen Sprachfehler erfolgreich und vollständig überwunden habe. Das lag daran, dass ich eines wirklich gut konnte, nämlich Dinge bis zur Perfektion üben, vor allem solche Dinge, die ich allein tun konnte und bei denen ich nicht Teil einer Gruppe sein musste. Ich verbrachte Stunden vor dem Spiegel damit, meine Zunge in die richtige Position zu bringen, während ich Wörter wiederholte, die mit L anfingen.

Auf die gleiche Weise übte ich auch unermüdlich alle möglichen anderen körperlichen Fähigkeiten. Mit 3 Jahren konnte ich einen Ball fangen, ganz gleich, wie hoch mein Vater ihn warf. Später baute ich in meinem Zimmer einen Basketballplatz auf, mit der Folge, dass ich den Teppich durchwetzte, bis das Holz darunter zum Vorschein kam. Ich übte stundenlang Golf, schoss stundenlang Hockeypucks in einen Schuhkarton und warf stundenlang Gummibälle auf die an der Seitenwand unseres Hauses aufgemalte Trefferfläche – immer allein und immer daran arbeitend, meine Technik und Form zu perfektionieren. Schon als 6-Jähriger fand ich einen fehlerhaften Wurf oder eine unsaubere Fußarbeit bei einem Reverse Layup unerträglich. Wenn ich etwas nicht konnte, übte ich es so lange, bis ich es konnte. Meine Kondition und mein Auftreten mussten perfekt sein. Alles, was ich mir in den Kopf setzte, musste ich bis in die letzte Konsequenz beherrschen.

Dieses Streben nach Beherrschung lag im Widerstreit mit einer natürlichen Skepsis, wie sie Kinder häufig an den Tag legen, bevor das Erwachsenenalter uns mit Scheuklappen ausstattet. Ich lernte die Reihenfolge der amerikanischen Präsidenten auswendig, bis ich sie vorwärts und rückwärts aufsagen konnte, und las jede Geschichte über die amerikanischen Ureinwohner und ihre Lebensweise, aber gleichzeitig konnte ich mir keinen Reim darauf machen, wie sich die amerikanische Geschichte entwickelt hatte, die so oft von der Gier nach Geld, Land, Besitz und Macht getrieben war und ist – es sollte doch Freiheit und Gerechtigkeit für alle geben. Und ich versuchte zu verstehen, wirklich zu verstehen, was an Gold so besonders war. Ich mochte Dinge, die man essen konnte, und sah ein, dass Geld einen praktischen Wert hat, aber ich verstand nicht, warum die Leute so viel Aufhebens um Gold machten, das man nicht einmal essen kann und das, zumindest soweit ich erkennen konnte, keinen Wert an sich zu besitzen schien. Es gibt viele Dinge, die nicht verderben und mit denen man handeln könnte. Aber warum Gold? Mir wurde früh klar, dass Erklärungen von Erwachsenen oft keinen Sinn ergeben.

Manchmal nannten mich die Lehrer einen ungläubigen Thomas, weil es mir so schwerfiel, Autoritätspersonen oder Lehrer zu akzeptieren, vor allem, wenn ich auf meine Frage »Warum?« die Antwort bekam: »Weil jemand das gesagt hat.« Aber ich lernte, in einer Welt voller Widersprüche zu leben, zumindest bis zu einem gewissen Grad, obwohl mir Widersprüche nie entgingen. Mein Vater und mein Großvater waren Zahnärzte, und mir war klar, dass ich Arzt werden sollte, obwohl ich den Gedanken daran furchtbar fand. Einmal ließ mich mein Vater einen Tag mit einem seiner Ärztefreunde verbringen – »Das ist Tommy. Er möchte einmal Arzt werden.« –, und eine fettleibige afroamerikanische Patientin kam herein und beklagte sich über ihren hartnäckigen chronischen Husten: »Dr. Klein, warum geht mein Husten nicht weg?«, fragte sie, während ich in der Nähe stand und zuhörte.

»Das liegt daran, dass die Luft in Detroit so schlecht ist«, antwortete er.

»Und wieso husten Sie dann nicht?«, antwortete sie.

Ich prustete los vor Lachen und wurde nicht eingeladen wiederzukommen.

In Detroit herrschten damals heftige Rassenspannungen. 20 Prozent der Schüler an unserer Vorstadtschule waren Afroamerikaner, die mit Bussen aus ihren Wohnsiedlungen zur Schule gebracht wurden. Die meisten anderen von uns waren Juden. Die jüdischen und afroamerikanischen Schüler hatten wenig miteinander zu tun, wurden nicht gemeinsam unterrichtet und trafen normalerweise höchstens im Streit aufeinander. Aber ich war einer der Stars in einer ansonsten ausschließlich schwarzen und sehr erfolgreichen Basketballmannschaft. Ich wurde zähneknirschend akzeptiert, wenn auch nie herzlich aufgenommen, weil ich einige nützliche Fähigkeiten besaß – vor allem einen perfekten Sprungwurf –, obwohl ich mit dem sozialen Umfeld im Team immer meine Schwierigkeiten hatte. Man gab mir den Spitznamen »der Professor«, aber ich konnte gut werfen, also blieb ich dabei.

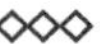

Im Sommer schickten mich meine Eltern ins Ferienlager, was ich hasste, weil die Betreuer mich zwangen, an Gruppenaktivitäten teilzunehmen, anstatt mich in Ruhe machen zu lassen, was ich wollte. Aber jedes Jahr gab es eine einwöchige Kanutour durch die Wildnis des Algonquin Provincial Park im Norden Ontarios, einem Paradies mit einem Netz aus mehr als 1000 Meilen miteinander verbundenen Kanurouten. Ich liebte das Gefühl, das diese Kanufahrten mir vermittelten, ein Gefühl, das ich im Alltag in der Vorstadt von Detroit nie wiedergewinnen konnte. Ich war so glücklich und mit mir im Reinen, dass ich den engen tagtäglichen Kontakt zu anderen Menschen ignorieren konnte.

Als ich 17 war, brachen meine Schwester, ein paar Freunde und ich allein zu einer einwöchigen Kanutour in den Algonquin Provincial Park auf. Es war magisch. Die Ruhe, das Gefühl von Freiheit, sogar die Entwicklung von Beziehungen und tieferen Verbindungen zu den anderen Menschen auf dieser Tour waren etwas, was ich nie zuvor erlebt hatte.

Am letzten Abend unserer Tour, als wir in der Mitte eines Sees trieben, dessen Namen ich längst vergessen habe, leuchtete das Nordlicht eine ganze Stunde lang für uns. Nordlicht ist für jeden, der es erlebt, etwas Magisches, aber für uns war es besonders eindrucksvoll, denn wir hatten gar nicht gewusst, dass es so etwas überhaupt gibt. Den letzten Tag unserer Reise und die Heimfahrt verbrachten wir mit Gesprächen über Gott und unsere mystische Erfahrung.

Diese Lichter vermittelten mir zum ersten Mal eine Erfahrung von Ehrfurcht und das Gefühl, auf irgendeine Art mit dem Kosmos verbunden zu sein. Ich hatte das Gefühl, als hätte ich den Finger an den Puls von etwas gelegt, das sehr real war. Im tiefsten Kern meines Wesens, im Herzen, wusste ich, dass es sich um die Erfahrung von etwas Wahrem und unendlich Mächtigem handelte.

Zeit meines Lebens habe ich das Herz voller Ehrfurcht betrachtet, sowohl was die medizinischen, physischen und anatomischen Aspekte betrifft als auch in einem umfassenderen, spirituellen und geistlichen Sinn. Es hat mir die einzige schwere Krankheit beschert, mit der ich mich je auseinandersetzen musste, mir aber auch die wichtigsten Einsichten geschenkt über die Bedeutung wahrhaftiger Liebe und Verbundenheit mit anderen Menschen und mit der Welt. In meinem Ringen um Verständnis dafür, was es tatsächlich im Körper bewirkt, hat es mich vor körperliche ebenso wie intellektuelle Herausforderungen gestellt, und es war mir ein Kompass auf meinen Weg als Mensch und als Arzt. Für den kleinen Jungen und seine ersten Blicke in die Welt, für den jungen Arzt, der zum ersten Mal in die Welt hinausging, um Menschen zu Heilung und Genesung zu verhelfen, und jetzt für den älteren Mann, Ehemann und Großvater, der zurückblickt auf sein Leben und die Fäden, die es durchziehen, sehe ich mein Herz, das menschliche Herz, das kosmische Herz, im Zentrum von allem.

Wenn ich auf mein Leben zurückblicke und der Welt entgegensehe, wie meine Enkel sie erleben werden, weiß ich, dass das Herz eine Quelle von Krankheit sein kann – und das ist es für viel zu viele Menschen –, aber ebenso auch eine Quelle der Gesundheit. Wir müssen uns um ein tieferes, genaueres Verständnis dessen bemühen, was das Herz schlagen lässt. Wir müssen auf neue Art und Weise untersuchen, wie das Blut im Körper zirkuliert, und unsere Auffassung darüber revidieren, warum und wie das Herz erkrankt und wie ein kränkelndes Herz gesunden kann. Und wir müssen dabei den Gesamtzusammenhang der Gesellschaft und ihrer Ungerechtigkeiten, unserer Ökosysteme und der Schäden, die wir diesen zugefügt haben, berücksichtigen – genauso wie wir auch in der Therapie das Herz nicht isoliert betrachten dürfen, sondern im Blick haben müssen, wie es in die Gesamtheit des Körpers eingebettet ist.

KAPITEL 2

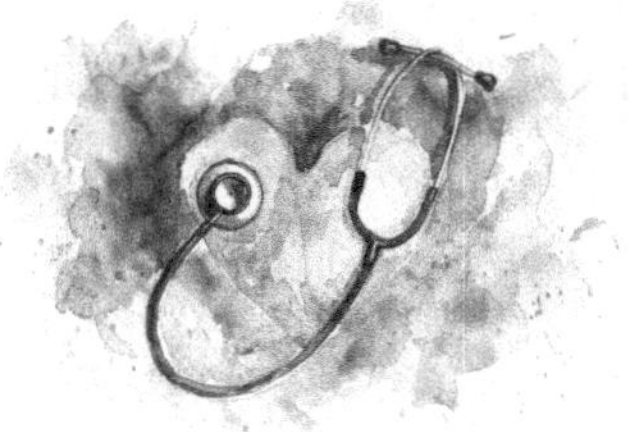

# Der Kreislauf

Im Jahr 1628 veröffentlichte ein englischer Arzt namens William Harvey ein Buch mit dem Titel *Exercitatio Anatomica de Motu Cordis et Sanguinis in Animalibus (Anatomische Studien über die Bewegung des Herzens und des Blutes bei Tieren)*, das oft auch einfach als *De Motu Cordis* bezeichnet wird. Es sollte zu einem wegweisenden Werk in der Kardiologie werden. Zum Zeitpunkt seiner Veröffentlichung – auf dem Höhepunkt der wissenschaftlichen Revolution in Europa – stieß *De Motu Cordis* sowohl auf Lob als auch auf Ablehnung. Heute gilt Harvey als einer der bedeutendsten Wissenschaftler und Ärzte aller Zeiten: für seine Studien über den Kreislauf, seine Beschreibung des Herzens als Pumpe, seine empirische Methodik – und dafür, dass er der Theorie des Vitalismus den Todesstoß versetzte.

Bis zu Harveys Veröffentlichung von *De Motu Cordis* waren die Vorstellungen über den Kreislauf von den Ansichten des griechischen Arztes Galen geprägt. Nach Galen war die Leber der Ursprung des venösen Blutes, und Blut und Pneuma flossen aus dem Herzen in das arterielle System. Dr. Harvey, der auch Leibarzt von König James I., König Charles I. und Sir Francis Bacon war und zu einem späteren Zeitpunkt seiner Karriere Frauen gegen Anschuldigungen der Hexerei verteidigte, lehnte die Vorstellung einer Lebenskraft als Motor für die Bewegung des Blutes durch den Körper ab. Die meisten Wissenschaftler unserer Zeit teilen seine Ansicht und bestreiten weiterhin, dass eine unsichtbare Kraft die Körperfunktionen steuert. Harveys Beschreibung des Herzens als Pumpe bleibt eine der wichtigsten Grundlagen der modernen Medizin und Physiologie.

Ich machte mir bereits keine Illusionen mehr hinsichtlich der Weltsicht der Moderne – des herrschenden Paradigmas, des Industriekapitalismus, wie immer man es nennen will –, als ich zum ersten Mal auf Rudolf Steiners Gedanken zu den drei wichtigsten »Punkten« für die weitere Entwicklung der Menschheit stieß: (1) dass die Menschen aufhören, für Lohn zu arbeiten, (2) dass die Menschen erkennen, dass zwischen sensorischen und motorischen Nerven kein Unterschied besteht und (3) dass das Herz keine Pumpe ist.

Da ich schon in so vieler Hinsicht skeptisch geworden war, bedeutete die Begegnung mit diesen Ideen – und damit auch mit Steiners Weltanschauung – für mich keine solche quälende Auseinandersetzung wie für manche anderen Menschen. Meine Reaktion auf die Begegnung mit der Gedankenwelt und Weltanschauung Steiners war Überraschung, aber nicht Ungläubigkeit. Es fühlte sich vielmehr wie ein Nach-Hause-Kommen an. Wie etwas, was ich schon immer gewusst hatte, das aber nie so klar ausgesprochen worden war.

Vor allem interessierte mich Steiners Vorstellung, dass das Herz keine Pumpe ist. Dieser Gedanke sollte mich jahrzehntelang faszinieren und mich dazu bringen, alles infrage zu stellen, was ich über das Herz und den Kreislauf gelernt hatte. Unter *Kreislauf* verstehe ich die Bewegung des Blutes in den Blutgefäßen, von denen es grundsätzlich drei Arten gibt: Arterien, Venen und Kapillaren. Wenn das Blut das Herz verlässt, fließt es durch den großen Aortenbogen in die großen

Arterien und dann in die kleinen Arteriolen, bis es auf die »Mitte«, also die Kapillaren, trifft.

Kapillaren sind die nur eine Schicht starken Gefäße, in denen sich der Übergang oder Austausch von Nährstoffen und Gasen zwischen dem Blut und den Zellen abspielt. Das Kapillarsystem ist riesig; würde man es ausbreiten, so würde es mindestens ein ganzes Fußballfeld bedecken.[1] Nach dem Verlassen der Kapillaren tritt das Blut auf seinem Rückweg zum Herzen in die kleinsten Venolen ein. Von den kleinen Venolen gelangt es in immer größere und schließlich in die größten Venen, wie die untere und die obere Hohlvene, die das gesamte Blut aus dem Körper zurück zum Herzen und zur Lunge führen. Der Zweck dieses Kreislaufs ist es, sauerstoff- und nährstoffreiches Blut zu den Zellen zu bringen, wo es benötigt wird, und dann das sauerstoffarme, nährstoffarme Blut wieder zum Herz und zur Lunge zu transportieren, damit es wieder mit Sauerstoff aufgefüllt werden kann.

Selbst diese einfache Beschreibung des Kreislaufs birgt tiefe Geheimnisse. Obwohl sie etymologisch nicht zusammenhängen, deuten die Worte *Arterien* (Ares oder Mars) und *Venen* (Venus) auf eine kosmische oder nicht irdische Verbindung hin. Und das Herz – das Menschen seit Jahrtausenden mit der Sonne assoziieren – liegt zwischen diesen archetypischen männlichen und weiblichen Prinzipien. Jede Hälfte des Kreislaufs weist ein archetypisches Krankheitsbild auf: Die Arterien sind der Ort, an dem Bluthochdruck, eine vorwiegend männliche Krankheit, auftritt. Die Venen sind anfällig für Krampfadern, eine überwiegend weibliche Erkrankung.

Wenn man die relative Geschwindigkeit des Blutes in den verschiedenen Etappen des Blutkreislaufs untersucht, so stellt man fest, dass sich das Blut in den großen Arterien und Venen, wo es in eine vergleichsweise geringere Anzahl von Kanälen gezwungen wird, am schnellsten bewegt, und am langsamsten in den Kapillaren, weil dort die Kanäle so zahlreich sind. Dies ist vergleichbar mit der Bewegung des Wassers in einem Fluss. Sie ist da am schnellsten, wo der Fluss schmal ist, langsamer, wo er sich in Nebenarme verzweigt, und am langsamsten, wo er sich in einem Feuchtgebiet ausbreitet.

Erstaunlich ist, dass das Blut in den Kapillaren tatsächlich zum Stillstand kommt, und dieser Stillstand ist erforderlich für den effizienten Austausch von Gasen, Nährstoffen und Abfallprodukten. Nachdem das Blut aufgehört hat, sich zu bewegen, oszilliert es leicht, mit dem Eintritt in die Venen beginnt es dann wieder zu fließen. Wenn aber das Blut in der Mitte seines Zirkulierens durch die Blutgefäße zum Stillstand und erst danach wieder in Bewegung kommt, was ist dann die treibende Kraft, die bewirkt, dass sich das Blut aus dem Zustand der Bewegungslosigkeit in den Kapillaren wieder in Bewegung setzt, sodass es diese verlassen und zurück zum Herzen fließen kann? Kann diese Kraft das »Pumpen« des Herzens sein? Müsste es nicht in den Kapillaren eine Pumpe geben, die das Blut vorwärts- und aufwärtstreibt? Gibt es eine »Vital«-Kraft in den Kapillaren, die diese Pumpleistung erbringt? Das sind die Fragen, mit denen wir uns auseinandersetzen müssen, wenn wir verstehen wollen, wie das Blut im Körper zirkuliert. Eines ist allerdings klar: Wenn sich das Blut in den Kapillaren nicht mehr bewegt, dann kann die Kraft dafür nicht vom Herzen kommen. Sie muss in den Kapillaren entstehen.

Um den genauen Moment in den Kapillaren zu verstehen, wenn das Blut wieder in Bewegung kommt, lohnt es sich, das Wesen des Wassers zu untersuchen, denn das ermöglicht einen entscheidenden Einblick, um zu verstehen, wie und warum sich das Blut bewegt. Im naturwissenschaftlichen Unterricht lernen wir, dass Materie in drei Aggregatzuständen existiert: dem festen, dem flüssigen und dem gasförmigen. Abhängig von den jeweils herrschenden Bedingungen befindet sich jeder Stoff in einem dieser Aggregatzustände, und andere Aggregatzustände als diese drei gibt es nicht. Wenn man jedoch an Wasser denkt, so stellt man fest, dass es Eigenschaften aufweist, die diesem Prinzip der drei Aggregatzustände zu widersprechen scheinen – einem der Grundprinzipien der modernen Wissenschaft. Wir lernen, dass die Moleküle beim Übergang vom gasförmigen in den flüssigen und den festen Zustand enger zusammenrücken und die Substanz dichter wird. Infolgedessen ist die Volumenmenge einer flüssigen Substanz jeweils schwerer als dieselbe Volumenmenge dieses Stoffes in gasförmigem Zustand und der Feststoff wiederum noch dichter und schwerer als die Flüssigkeit. Flüssiges Quecksilber zum Beispiel ist schwerer als gasförmiges Quecksilber, und festes Quecksilber sinkt in flüssigem Quecksilber nach unten, weil es dichter und schwerer ist. Bei Wasser ist dies jedoch nicht der Fall. Nur Wasser schwimmt im festen Aggregatzustand (Eis) auf dem flüssigen Aggregatzustand (Wasser). Wäre festes Wasser schwerer als flüssiges Wasser, so könnte das Leben im Wasser, wie wir es kennen, nicht existieren.

Wir alle kennen die Oberflächenspannung, das heißt die überraschende und ungewöhnliche Tendenz der obersten Schicht eines Gewässers, extrem »dick« oder »stark« zu sein. Die meisten wissenschaftlichen Erklärungen dafür besagen, dies sei darauf zurückzuführen, dass die Grenzfläche zwischen der Luft und dem Wasser eine Kraft erzeugt, die die molekulare Konfiguration der obersten drei oder vier Molekularschichten des Wassers so verändert, dass es »dichter« wird. Aber können wir über eine drei oder vier Moleküle dicke »Schicht« Wasser wirklich Wasserski fahren oder schwere Steine springen lassen? Das ist ein Millionstel des Abstands zwischen Daumen und Zeigefinger, wenn Sie beide so fest wie möglich gegeneinanderdrücken. Und selbst wenn es stimmt, was bedeutet die veränderte Molekülkonfiguration dieses dichten Wassers? Ist es nun Wasser oder nicht? Wenn es eine andere molekulare Konfiguration als Wasser hat, wie nennen wir es dann?

Dr. Gerald Pollack ist Forscher und Professor für Bioingenieurwesen an der University of Washington und erforscht seit vielen Jahren das anormale Verhalten von Wasser und den sogenannten vierten Aggregatzustand. Viktor Schauberger war ein österreichischer Förster,

Erfinder und Intellektueller, der 1958 starb. Wenn Sie die Arbeiten von Pollack und Schauberger zusammen betrachten, bieten sie einige verblüffende Einblicke in das Verhalten von Wasser.

Pollack fand heraus, dass Wasser nicht in drei, sondern in vier »Aggregatzuständen« vorkommt. Der vierte Aggregatzustand ist ein Zwischenzustand zwischen dem flüssigen oder normalen Bulkwasser und dem festen Aggregatzustand Eis. Dieser vierte Aggregatzustand hat viele Namen. Pollack nennt ihn Ausschlusszone oder Ausschlussschicht, aber es gibt auch Bezeichnungen wie kolloidaler Zustand, Gelzustand oder strukturiertes Wasser. Ich bezeichne ihn als strukturiertes Wasser, weil für mich der wichtigste Aspekt dieses anormalen Aggregatzustands die Tatsache ist, dass er in höherem Maß strukturiert ist als normales Wasser.

In seinem Buch *Wasser – viel mehr als $H_2O$* beschreibt Pollack, wie sich strukturiertes Wasser bildet. Immer wenn man eine hydrophile Oberfläche wie Gelatine oder Nafion (ein Kunststoff) nimmt und diese in Wasser einbringt, bildet sich eine Zone von strukturiertem Wasser. Deren Dicke hängt von der Ladung auf der Oberfläche der hydrophilen Substanz und einigen anderen Faktoren ab, die ich in Kapitel 7 näher erläutern werde.

Diese Fähigkeit einer hydrophilen Substanz, Bulkwasser in strukturiertes Wasser umzuwandeln, erklärt, warum ein festes »Gel« aus strukturiertem Wasser entsteht, wenn man stark hydrophile Proteine wie Gelatine unter den richtigen Bedingungen in Wasser einbringt. So wird Wackelpudding hergestellt, was uns einen Einblick in einige der Eigenschaften dieses vierten Aggregatzustands vermittelt. Am besten bildet sich dieser vierte Aggregatzustand des Wassers bei bestimmten Temperaturen (etwa 4 Grad Celsius),[2] und er führt zu einer starken Strukturierung des Bulkwassers, weshalb Wackelpudding nicht ausläuft (es sei denn, man erhitzt ihn und wandelt ihn wieder in Wasser um), obwohl er zu mehr als 96 Volumenprozent aus Wasser besteht.

**Ausschlusszone (EZ, von engl. Exclusion Zone)**

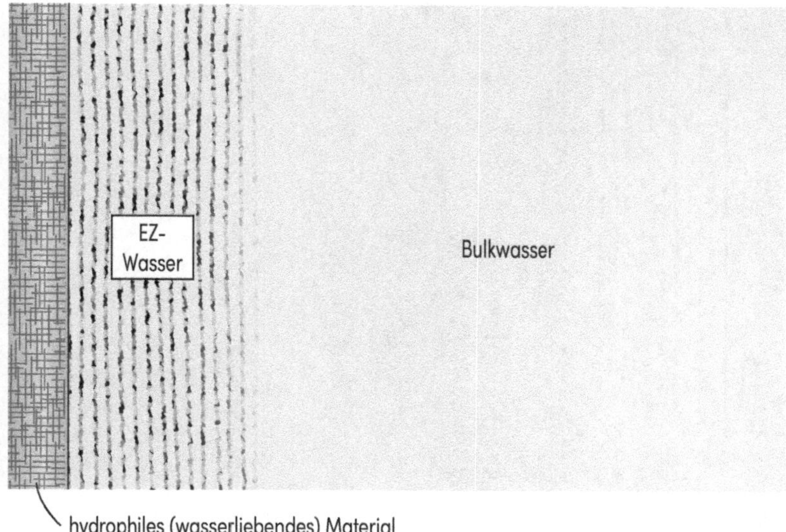


Wenn man eine hydrophile Oberfläche – wie Gelatine oder Nafion (ein Kunststoff) – in Wasser einbringt, bildet sich eine Zone von strukturiertem Wasser. Diese Zone wird manchmal als Ausschlusszone (EZ) bezeichnet, weil sie Toxine, gelöste Stoffe und andere Substanzen ausschließt. Reproduziert mit Genehmigung von Gerald H. Pollack, *Wasser – viel mehr als $H_2O$*, Kirchzarten: VAK Verlags GmbH, 2014, S. 18.

Diese Fähigkeit hochhydrophiler Substanzen, insbesondere von Proteinen, Wasser zu strukturieren, ist für das biologische Leben von zentraler Bedeutung. Der Großteil des Wassers in biologischen Systemen, auch in Zellen, liegt in Form von strukturiertem Wasser vor. Das ist der Grund, warum unsere Zellen genau wie Wackelpudding nicht auslaufen, obwohl sie zu etwa 70 Prozent aus Wasser bestehen. Aufgrund des Netzwerks hydrophiler Proteine, aus denen das innere Gerüst der Zelle besteht, befindet sich das Zytoplasma in unseren Zellen in einem gelartigen Zustand.

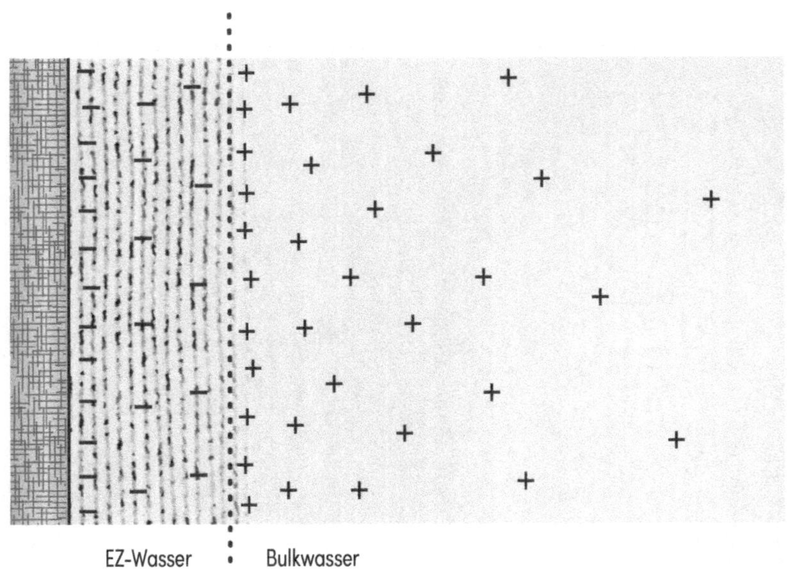


**Wenn Wasser strukturiert wird, trennen sich die elektrischen Ladungen. Das strukturierte Wasser wird negativ geladen, während das Bulkwasser positiv geladen ist. Nachdruck mit Genehmigung von Pollack, S. 20.**

Das strukturierte Wasser, das sich in direkter Nachbarschaft zu diesen hydrophilen Oberflächen bildet, weist viele interessante Eigenschaften auf. Dazu gehört eine im Vergleich zum Bulkwasser erhöhte Viskosität. Die strukturierte Wasserschicht ist außerdem negativ geladen, da sie eine große Zahl freier Elektronen enthält. Die Anwesenheit dieser freien Elektronen ist ein intrinsischer Bestandteil des Strukturierungsprozesses von Wasser. Im Laufe dieses Prozesses lädt sich das Wasser immer stärker negativ auf. Dies lässt sich nachweisen, indem man ein Spannungsmessgerät in der strukturierten Zone platziert und den dort gemessenen Wert mit dem eines Messgeräts in der Bulkwasserzone vergleicht.[3]

Eine weitere Eigenschaft von strukturiertem Wasser ist, dass der pH-Wert der strukturierten Wasserzone von dem des Bulkwassers abweicht, was durch sorgfältige pH-Messungen ebenfalls belegt werden kann.[4] Zwischen strukturiertem Wasser und Bulkwasser bestehen noch weitere physikalische Unterschiede. So ist die molekulare Konfiguration der strukturierten Wasserzone dichter als die des Bulkwassers. Am wichtigsten ist jedoch die Tatsache, dass ganz ohne weitere Einwirkung von außen und allein durch die Einbringung einer hydrophilen Oberfläche in das Bulkwasser sich neben dieser hydrophilen Oberfläche eine Schicht aus strukturiertem Wasser bildet, die eine andere chemische (pH), elektrische (Spannung) und molekulare Konfiguration (Dichte) aufweist als das Bulkwasser. Dies ist an und für sich schon eine dramatische Offenbarung.

**Mit Wasser gefüllte Nafionröhre**

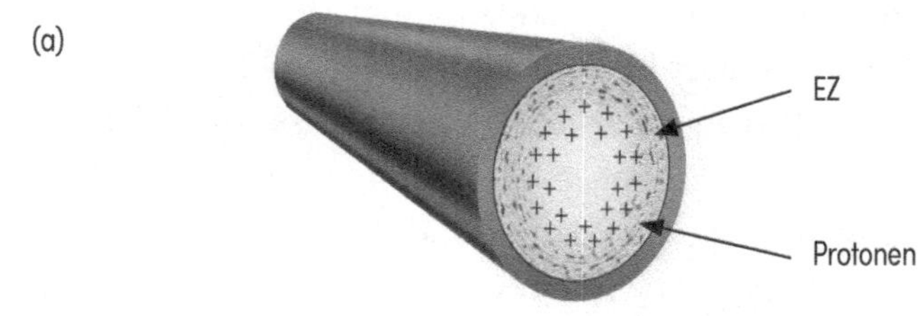


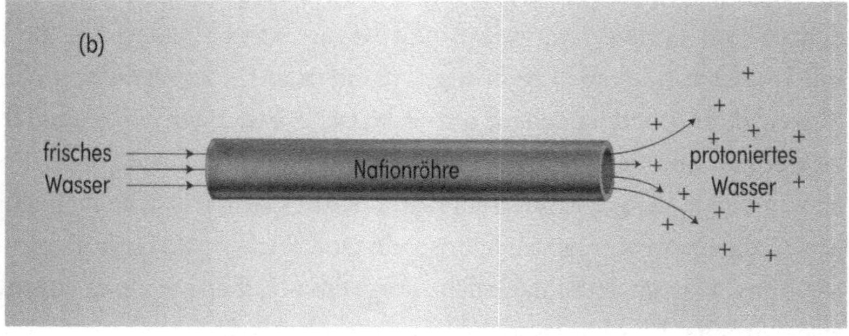


Eine hydrophile Röhre mit einer Schicht aus strukturiertem Wasser, die am Inneren der Röhre haftet. Nachdruck mit Genehmigung von Pollack, S. 97.

Der nächste – und für das Verständnis der Blutzirkulation entscheidende – Schritt ist folgender: Wenn man die hydrophile Oberfläche zu einer Röhre zusammenrollt, entsteht eine hydrophile Röhre, an deren Innenseite eine Schicht aus strukturiertem Wasser haftet. Auch dies geschieht wieder ohne äußere Einwirkung; es resultiert einfach aus der Wechselwirkung zwischen den hydrophilen Oberflächen und dem Bulkwasser. Dann passiert innerhalb dieser Röhre etwas Erstaunliches. Die Trennung der elektrischen Ladungen – wiederum die natürliche und unvermeidliche Folge der Wechselwirkung zwischen einer hydrophilen Röhre und Wasser – bewirkt, dass das Wasser von einem Ende der Röhre zum anderen und dann aus der Röhre hinauszufließen beginnt. Und dieses Fließen wird erst dann aufhören, wenn eine Kraft auf es einwirkt, die es stoppt.

Dies ist von enormer Bedeutung, denn es bedeutet, dass man, um Wasser zum Fließen zu bringen und mechanische Arbeit verrichten zu lassen, und zwar unbegrenzt lange, nur eine hydrophile Röhre in einen Topf mit Wasser legen muss.

Das ist ein Perpetuum mobile! Wie kann das sein? Was verursacht die Trennung der Ladungen (das heißt die Spannung)? Dies hat enorme Auswirkungen auf die Art und Weise, wie man als Folge von Fließen oder Bewegung »Arbeit« erzeugen kann. Zurzeit wird ein großer Teil unseres Energiebedarfs durch die Nutzung von Erdöl, Erdgas, Schwerkraft (Wasserkraftwerke) und Kernreaktoren gedeckt – alles, um Wasser zum Fließen zu bringen, damit es »Arbeit« verrichtet. Wir nutzen diese Energiequellen, um elektrische Ladungen voneinander zu trennen und damit eine Spannung zu erzeugen, die wiederum die Kraft erzeugt, die wir Elektrizität nennen. Aber vielleicht brauchen wir ja nur allgemein verfügbare hydrophile Oberflächen wie Gelatineproteine und Wasser, deren natürliche Folge ein »Fließen« wäre, es würde also »Arbeit«. Was könnte revolutionärer sein als das?

Viktor Schauberger näherte sich diesem Thema aus einem anderen Blickwinkel. Schauberger stammte aus einer Familie von Förstern, die bis ins 13. Jahrhundert zurückreichte, und seine Jugend war geprägt vom Leben mit den Rhythmen und Phänomenen des Waldes und deren Beobachtung. Ganz besonders interessierte er sich für die lebendigen, fließenden Gewässer im Wald. Zahlreiche Bücher, Artikel und Videos behandeln seine Erkenntnisse über das Wasser, seine zahlreichen Erfindungen und seine Arbeiten zu Energieerzeugung und Landwirtschaft. Bis heute werden viele praktische Anwendungen seiner Entdeckungen genutzt, vor allem in der Strömungsmechanik und bei landwirtschaftlichen Geräten. Ich verwende seit vielen Jahren Kupferwerkzeuge in meinem Garten und einen Wasserwirbler zur Strukturierung des Trinkwassers für meine Familie, beides inspiriert von Schauberger.

Was unser Verständnis des Blutflusses im menschlichen Körper angeht, so sind verschiedene Beobachtungen von Schauberger für die Erklärung dieses Vorgangs von Bedeutung. Demnach muss ein Bach oder Fluss, wenn er gesund sein soll – also sauberes, reines Wasser führen soll, das kontinuierlich fließt und in dem eine vielfältige und reichhaltige Pflanzen- und Tierwelt existieren kann –, zwei Eigenschaften haben. Zum einem muss das Wasser im Bach oder Fluss ein wirbel- oder spiralförmiges Strömungsmuster aufweisen. Und zum anderen muss die Wassertemperatur insbesondere nachts sehr nahe oder genau bei 4 Grad Celsius liegen – der Temperatur, bei der sich das Wasser am ehesten im vierten oder strukturierten Aggregatzustand befindet.[5]

Aufschluss darüber, ob diese beiden Bedingungen erfüllt sind, erhält man durch die Beobachtung der Gewohnheiten der in Bächen lebenden Forellen. Wenn das Wasser gesund ist, so Schauberger, herrscht ein Gleichgewicht zwischen der Schwerkraft und der Levitationsenergie.[6] Das Gleichgewicht dieser beiden Kräfte bewirkt, dass die Forellen, die sich in den in Bächen oberhalb von Felsbrocken entstehenden Wirbeln aufhalten, unbegrenzt lange regungslos im Wasser stehen können. Ohne sich im Bach zu bewegen, lassen sie sich die

Nährstoffe ins Maul fließen. Sich bewegen oder anstrengen tun Forellen nur, wenn die Laichzeit kommt (als ich Schaubergers Bericht zum ersten Mal las, kam mir unwillkürlich der Gedanke, dass viele Männer, die ich kenne, ihnen darin auf unheimliche Weise ähnlich sind). Die Forellen, die dieses glückliche Leben führten, waren fett, schmackhaft und voller Leben spendender Nährstoffe. Als Schauberger einmal im Wald patrouillierte, beobachtete und beschrieb er ein erstaunliches Phänomen: »Diesen Energiestrom, den man in einem Wasserfall als einen hellen Lichtkanal innerhalb des Wasserstrahls sehen kann, machen sich die Forellen zunutze.«[7]

Wenn man fast ausschließlich in einer vom Menschen unberührten Natur lebt, entwickelt man oft eine starke Beobachtungsgabe. Was Schauberger sah, ist die Levitationsenergie, die im Wasser lebt. Diese Levitationsenergie strömt wirbelförmig flussaufwärts. In diesen Energie-»Linien« leben gesunde Forellen ihr müheloses Leben. Natürlich sind diese Faktoren nur gegeben, wenn bestimmte Bedingungen erfüllt sind. Das heißt, der Wald muss intakt sein, es muss ein durchgehender Baumbestand vorhanden sein, der dem Bach Schatten spendet, der Bach darf nicht durch Dämme eingeengt sein und muss seinem natürlichen Lauf folgen können und nicht einem Lauf, der von Wasser-»Experten« konstruiert wurde. Wenn alle diese Bedingungen erfüllt sind, kann man beobachten, wie die Levitationsenergie die Schwerkraft ausgleicht, und wenn man selbst im Fluss schwimmt, kann man erfahren, wie sich das Leben für glückliche Forellen anfühlt.

Wenn die Wälder abgeholzt und die Flüsse begradigt und ausgebaggert werden, geht die Levitationsenergie verloren, und die Forelle muss um ihr Leben schwimmen, um ihre Position im Fluss zu halten. Zu erschöpft, um aus eigener Muskelkraft flussaufwärts zu schwimmen, verbringt sie ihr Leben in ständiger und nutzloser Anstrengung. Dies ist dem Schicksal des Menschen in der Industriegesellschaft nicht unähnlich, der sein Leben lang gegen die Strömung anschwimmt und von Tag zu Tag erschöpfter, schwächer und kränker wird.

Der springende Punkt ist hier, dass die Levitationsenergie, die das mühelose Fließen des Wassers ermöglicht, von bestimmten Bedingungen wie der Temperatur und der Strömungsdynamik (spiral- oder wirbelförmige Strömungsmuster) abhängig ist. Wenn diese Bedingungen erfüllt sind, ist das Leben leicht, und Gesundheit ist das natürliche Ergebnis. Dieser Zustand ist der natürliche Zustand von strukturiertem Wasser, auch der natürliche Zustand des strukturierten Wassers, das die Grundlage für den Blutfluss in unserem Kreislauf bildet.

Die Verbindung von Schaubergers Erkenntnissen über die Levitationsenergie mit Pollacks Arbeiten über die Fließeigenschaften von strukturiertem Wasser gibt uns Aufschluss darüber, wie Flüssigkeiten in lebenden Systemen fließen. Lassen wir den Blutkreislauf für einen Moment beiseite und überlegen wir uns, wie und warum der Saft eines mehr als 90 Meter hohen Mammutbaums vom Boden bis in den Wipfel gelangt. Die konventionelle Wissenschaft sagt uns, dass Wasser durch eine Kapillarröhre nicht höher als 10 Meter fließen kann, weil ab dieser Höhe die Schwerkraft ein weiteres Nach-oben-Fließen verhindert; dies ist bekannt als die barometrische Grenze. Allerdings gibt es viele Bäume, die weit höher als 10 Meter sind, und der Saft fließt bis in den Wipfel. Der Transpirationssog kann einen gewissen weiteren Fluss nach oben bewirken, aber selbst im günstigsten Fall nicht höher als etwa 15 Meter.[8] Wie ist also dieses Paradoxon zu erklären?

Die Antwort ist, dass die Xylembahnen der Bäume stark hydrophile Röhren sind, an deren Innenseite eine Schicht aus negativ geladenem strukturiertem Wasser anhaftet. In der Mitte der Xylembahn befindet sich Bulkwasser mit gelösten Nährstoffen und positiv geladenen Protonen, die sich gegenseitig abstoßen, sodass das Bulkwasser nach oben gedrückt wird. Dieser Aufwärtsstrom hält so lange an, wie die Röhre reicht.

Dies ist die Levitationsenergie. Am stärksten wirkt sie, wie Schauberger postulierte, bei einer Temperatur von 4 Grad Celsius und wenn die Strömungsbewegung in den Röhren spiral- oder wirbelförmig ist, wie das im Xylem der Bäume aufgrund der sanften Bewegungen des Baumstamms der Fall ist. Diese Erklärung macht deutlich, wie komplex, präzise und tiefgründig die Wege der Natur tatsächlich sind. Es gibt vier Aggregatzustände des Wassers, aber für biologisches Leben sind zwei am wichtigsten: Der Zustand des strukturierten Wassers erzeugt die elektrische Ladung, die die Arbeit verrichtet, während der entgegengesetzte Bulkwasserzustand ein gleichförmiges Fließen ist.

Woher kommt die Energie, die dieses System antreibt? Wenn man das obige Röhrenexperiment in einem vollständig mit Blei umschlossenen Kasten durchführt, kommt es innerhalb der hydrophilen Röhre zu keiner Strömung. Setzt man jedoch das Becherglas mit der Wasserröhre darin dem Sonnenlicht, den von unseren Handflächen ausgehenden Infrarotfrequenzen oder dem elektromagnetischen Feld der Erde aus, so setzt das Fließen wieder ein. Es gibt viele Quellen natürlicher Energie, die dieses Fließen antreiben, aber die stärkste ist das Sonnenlicht. Sonnenlicht ist kostenlos, im Überfluss vorhanden und für alle Pflanzen verfügbar. Das Sonnenlicht lädt die hydrophilen Röhren auf und erzeugt das elektrisch geladene strukturierte Wasser, wodurch das Wasser in der Röhre unentwegt fließt, als wäre das Leben ein einziger großer, glückseliger Tanz im Überfluss.

Wir können uns jetzt leichter vorstellen, wie das Blut in unseren Arterien und Venen fließt. Beginnen Sie genau an dem Ort und in dem Moment, wo das Blut in dem riesigen Netz von Kapillaren zum Stillstand gekommen ist, die Gase und Nährstoffe ausgetauscht und die Abfallprodukte aufgenommen wurden. Das Blut muss nach oben fließen und sich in immer größeren Gefäßen sammeln, bis das venöse Blut sein Ziel, das Herz, erreicht. Die kleinen Venolen sind sehr enge hydrophile Röhren; sie sind dem Sonnenlicht ausgesetzt (wenn Sie Zweifel daran haben, dass wir lichtdurchlässig sind, gehen Sie in einen dunklen Raum und halten Sie eine Taschenlampe an Ihre Handfläche), sie nehmen das elektromagnetische Feld der Erde auf, und hoffentlich erleben sie die Wärme und die Berührung eines anderen Menschen oder eines Tieres. Infolgedessen bilden auch sie an ihrer Innenseite eine röhrenförmige Schicht aus strukturiertem Wasser. In der Mitte dieser Schicht aus strukturiertem Wasser befindet sich das positiv geladene Bulkwasser mit zusammengedrängten Protonen, die sich gegenseitig abstoßen. Das Blut beginnt, sich nach oben zu bewegen. In dem Maße, wie sich das große »Feld« in der Mitte zu einem reißenden Fluss zusammenzieht, nimmt die Geschwindigkeit des Blutflusses immer mehr zu. Wenn wir die Muskeln in den Beinen und Armen anspannen, trägt dies natürlich zu dieser Aufwärtsbewegung bei, aber vor allem hilft es, die spiralförmige Bewegung aufrechtzuerhalten, die den Blutfluss unterstützt. Zudem gibt es Ventile, die verhindern, dass die Schwerkraft auf das Blut wirkt, wenn sich die Strömung für kurze Zeit abschwächt. Die wichtigste Erkenntnis ist jedoch, dass zur Aufrechterhaltung eines umfassenden, starken, kontinuierlichen Flusses in jedem biologischen System tatsächlich nur dieses System aus hydrophilen Röhren erforderlich ist, das durch das Sonnenlicht, die Erdenergie und die von anderen Lebewesen ausgehenden Infrarotwellen mit Energie versorgt wird. Das Bulkwasser transportiert Abfälle und Nährstoffe, und die strukturierte Schicht erzeugt die Spannung oder Energie, die das System am Laufen hält. Wie alle lebenden Systeme werden wir von der Erde und der Sonne mit Energie versorgt.

Dieses Modell ermöglicht es uns, die wahre Ursache von Krampfadern, kongestiver Herzinsuffizienz und schlechter Durchblutung zu erkennen. Zu diesen Krankheiten kommt es, wenn bei der Bildung der strukturierten Schicht Fehler auftreten. Es ist, als hätte jemand unseren Wald abgeholzt, uns von der Sonne und der Erde ferngehalten und uns mit minderwertigen Nährstoffen und Wasser versorgt.

Dieses Modell bietet auch einen entscheidenden Einblick in die Ursachen für die Erosion der Blutgefäße oder Atherosklerose. Erosion oder Entzündung der Blutgefäße ist der Prozess, der der Atherosklerose zugrunde liegt, von der man annimmt, dass sie ihrerseits die

Ursache für Herzerkrankungen ist (siehe Kapitel 7). Pollack bezeichnet die dicke, zähflüssig strukturierte Schicht, die dem Gefäß innen anhaftet, als Ausschlusszone, weil sie Giftstoffe, gelöste Stoffe und andere Substanzen ausschließt. Ich bin der Ansicht, dass diese Schicht das Gefäß vor Entzündungsschäden schützt. Wenn die strukturierte, schützende Gelschicht nicht richtig ausgebildet ist, werden die Gefäßwände (meist auf der Arterien- oder Hochdruckseite) geschädigt und entzünden sich. Sie schützen sich vor dem hohen Druck, indem sie Plaque bilden.

Die Veröffentlichung von *De Motu Cordis* durch William Harvey im Jahr 1628 war das Todesurteil für das Konzept einer Lebenskraft, die das Blut im menschlichen Körper antreibt. Die Theorie, dass die treibende Kraft für die Bewegung des Blutes im menschlichen Körper das Herz ist, war der erste und entscheidende Schritt zur Entwicklung des mechanistischen medizinischen Modells, das bis zum heutigen Tag die Grundlage unserer Arbeit bildet. Obwohl ich nicht infrage stelle, dass Harvey zu wertvollen Erkenntnissen über die Funktionsweise des Kreislaufs bei Mensch und Tier gelangte, lagen die Ärzte des Altertums vielleicht doch nicht so falsch, wie man uns glauben gemacht hat. Vielleicht zeigen die einzigartigen Eigenschaften des Wassers, die kürzlich wiederentdeckt wurden, dass Wasser der Träger des Lebens ist und dass diese Eigenschaften des vierten Aggregatzustands die wahren »Vital«-Kräfte sind, die unseren Kreislauf antreiben. Wenn das der Fall ist, ist es möglicherweise an der Zeit, dass die mechanistische Sicht auf den Menschen einer genaueren Beschreibung weicht, wie er tatsächlich funktioniert. Vielleicht kann eine realistische Sicht des Kreislaufs und der wahren treibenden Kraft hinter der Bewegung unseres Blutes ein Ausgangspunkt für unsere längst überfällige Rückverbindung zu den Heilkräften werden, die der Natur innewohnen.

KAPITEL 3

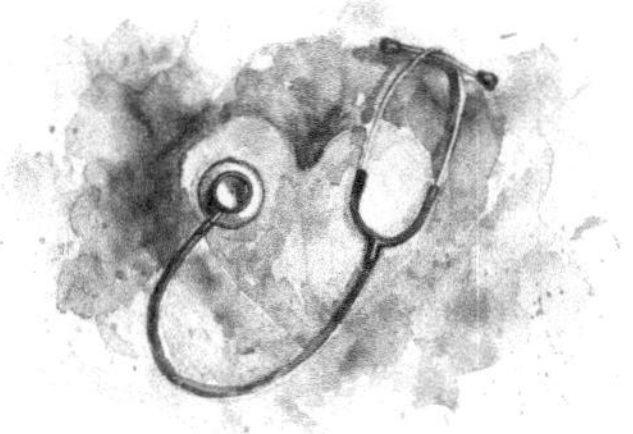

# Der Elendsindex

An dem Tag, an dem ich mein Studium an der Duke University mit einem Bachelor in Zoologie abschloss, fühlte ich mich befreit von einem Schulsystem, das mir zuwider war. Gleichzeitig war ich besorgt, weil ich weder fachliche Kompetenzen noch die leiseste Ahnung hatte, was ich als Nächstes tun sollte. Ich ging nach San Francisco, wohnte mietfrei bei Freunden aus Detroit und streifte ziellos durch die Stadt, die Küste hinauf und hinunter und durch die nahe gelegenen Parks und Wälder. Schließlich begann ich, Arbeit zu suchen, konnte aber – zum Glück – keinen Job finden.

Ich sage »zum Glück«, weil ich Ivan Illichs Werk *Schöpferische Arbeitslosigkeit* gelesen hatte und beeindruckt war von dem, was er über den Elendsindex von Gesellschaften schrieb. In der klassischen Ökonomie ist der Elendsindex eine reale Sache – zumindest so weit, wie irgendetwas in der klassischen Ökonomie eine »reale Sache« ist. Dieser von dem amerikanischen Ökonomen Arthur Okun entwickelte Wirtschaftsindikator ist seit der Truman-Regierung gebräuchlich und wird berechnet, grob gesprochen, indem man die Arbeitslosenquote und die Inflationsrate summiert. Je höher die Indexzahl, desto mehr Elend herrscht in der Gesellschaft. Dem Elendsindex zufolge ging es den Amerikanern unter Präsident Johnson (6,77), Präsident Kennedy (7,14) und Präsident Clinton (7,8) weit weniger schlecht als unter Präsident Ford (16,00) und Präsident Carter (16,26). Am stärksten nahm das gesellschaftliche Elend unter den Präsidenten Nixon und Carter zu. Und die deutlichste Abnahme gab es unter den Präsidenten Reagan und Truman.[1]

Für Illich stellte sich das Gesamtbild anders dar. Wenn man den Elendsindex für eine Gesellschaft berechnen will, ist die *Beschäftigungs*quote die wichtigste Kennzahl, die man einbeziehen muss. In traditionellen und indigenen Kulturen – deren Zahl allerdings rapide abnimmt – haben nur wenige Menschen einen »Job«, und dennoch sind viele Menschen recht glücklich. In den Industrieländern und den Ländern, die eine Industrialisierung unbedingt erreichen wollen, liegt das Beschäftigungsniveau hoch bei einem gleichzeitig hohen Maß an Elend. Das ist auch in unserer Zeit wieder zu beobachten, nur wird es auf eine andere Weise gemessen. So prognostizierte zum Beispiel die Weltgesundheitsorganisation, dass bis zum Jahr 2020 Depressionen die zweithäufigste Ursache der weltweiten Krankheitslast sein werden.[2] Und die Hinweise mehren sich, dass Depressionen eine Krankheit der Moderne sind. Eine Studie aus dem Jahr 2012 ergab: »Die wachsende Belastung durch chronische Krankheiten, die aus einem Missverhältnis zwischen der evolutionären Anpassung der Menschen an die Umwelt früherer Zeiten und der modernen Lebensweise resultieren, könnte eine zentrale Rolle beim Anstieg der Depressionsraten spielen. Sinkendes Sozialkapital, größere Ungleichheit und Einsamkeit könnten die Entstehung eines sozialen Milieus beschleunigen, das Depressionen fördert. Die Populationen der Moderne sind zunehmend gekennzeichnet durch zu üppige Ernährung, Fehlernährung, sitzende Lebensweise, Mangel an Sonnenlicht, Schlaflosigkeit und soziale Isolation. Diese Veränderungen der Lebensweise tragen alle zu einer schlechten körperlichen Gesundheit bei und beeinflussen das Auftreten und die Behandlung von Depressionen.«[3]

Die Erwerbstätigen sind unglücklich, weil sie für Geld arbeiten müssen, und zwar meistens in Jobs, die ihnen zuwider sind. Die Menschen, die keine Arbeit haben, sind unglücklich, weil sie deshalb als nutzlos gelten. Dazu muss erwähnt werden, dass Illich Armut durchaus nicht idealisierte. Er beschrieb die »moderne Armut« als ein Phänomen, das unter dem globalen Industriekapitalismus entstand und gedieh.

Mit 20 hat mir das sehr eingeleuchtet. Das tut es bis heute.

Infolgedessen unterlagen meine Beschäftigungsmöglichkeiten ziemlich strengen selbst auferlegten Beschränkungen, und so beschloss ich, mich beim Peace Corps zu bewerben, um zu sehen, ob ich dort zwei Dinge, die mich schon immer interessiert hatten, aus erster Hand erleben konnte: traditionelle Kulturen und Afrika. Ich wurde für ein Landwirtschaftsprogramm in Ghana angenommen und machte mich auf den Heimweg nach Michigan, um die Ausbildung zu beginnen.

Im Rahmen der für den Dienst im Peace Corps erforderlichen Untersuchung stellte mein Arzt allerdings an meinem Herzen eine Auffälligkeit fest. Ich wurde an einen Kardiologen überwiesen, der bei mir ein vergrößertes Herz und das Wolff-Parkinson-White-Syndrom diagnostizierte, eine seltene Erkrankung, bei der eine zusätzliche elektrische Leitungsbahn zwischen den oberen Kammern (Vorhöfen) und den unteren Kammern (Ventrikeln) des Herzens zu einem abnormalen Herzrhythmus (Tachykardie) führt. Der Kardiologe weigerte sich, mir das nötige Gesundheitszeugnis auszustellen.

Weil ich die vermeintlich beste Gelegenheit, die USA zu verlassen und etwas Sinnvolles zu tun, auf keinen Fall verpassen wollte, suchte ich verzweifelt eine Zweitmeinung. Ich fand einen Kardiologen, der die Diagnose vereinfachte, und zwar auf eine supraventrikuläre Tachykardie (SVT), einen abnormalen Herzrhythmus, der auf eine fehlerhafte elektrische Reizleitung im Herzen zurückzuführen ist. Anstelle des normalen »elektrischen Systems«, in dem der Impuls im sinuatrialen Knoten (SA-Knoten) des linken Vorhofs beginnt und dann durch einen »Draht« von Nervenzellen zur linken Herzkammer wandert, hatte ich eine angeborene zweite »Verdrahtung« vom SA-Knoten zur Herzkammer. Problematisch wird es dann, wenn der Impuls den Weg über diese akzessorische Bahn nimmt, denn hier erreicht er eine ungewöhnliche Geschwindigkeit - in meinem Fall etwa 180–200 Schläge pro Minute. Als ich jung war, lief der Impuls in aller Regel über die normale Bahn, und alles war in Ordnung – außer wenn ich mich so anstrengte wie beim Basketballtraining in der Highschool. Selbst in diesem Fall reichte es, mich ein paar Minuten auszuruhen. Ich hatte keine schlechte Kondition; ich hatte ein komisches Reizleitungssystem in meinem Herzen.

Wichtiger als die Diagnose war jedoch die Tatsache, dass dieser Arzt mir die Erlaubnis gab, nach Afrika zu gehen. Aber weil inzwischen zu viel Zeit verstrichen war, konnte ich die Stelle in Ghana nicht mehr annehmen. Mir wurde eine Stelle in Swasiland zugewiesen, wo ich an einer Grundschule im ländlichsten Teil des Landes Gartenbau unterrichten sollte.

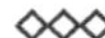

Als ich ein paar Monate später auf meinem Posten in Swasiland ankam, gab es im Umkreis von 50 Meilen nur einen einzigen anderen Weißen. Das war ein vor dem Militärdienst geflohener Rhodesier, der zunächst auf einer biodynamischen Farm in Südafrika gelandet war, bevor er nach Swasiland kam. Dieser Mann, Chris, hatte einen eigenen kleinen Garten und half mir, an der örtlichen Schule unsere Version des einzigen biologisch-dynamischen Gartens in ganz Swasiland anzulegen. Der bestand aus einem halben Hektar Land mit jeweils einem 4 mal 4 Meter großen Gemüsebeet für jeden der Schüler, und wir planten das Ganze als integriertes System mit Bodenverbesserung durch Kompost und ohne chemische Mittel. Die Realität sah so aus, dass einige Parzellen gut, andere weniger gut gepflegt wurden und dass einen Tag, bevor wir mit der Ernte von Bohnen, Tomaten, Karotten und Salat beginnen wollten, jemand vorbeikam und alles stahl. Daraufhin ließ unsere Begeisterung nach, und der Garten war nie mehr derselbe, obwohl ich trotzdem froh bin, dass wir ihn anlegten.

Außerdem versorgte Chris mich reichlich mit Büchern. Abends kehrte ich in mein Zimmer in der strohgedeckten Lehmhütte des Dorfoberhaupts zurück und las diese Bücher bei Kerzenlicht. Nach Sonnenuntergang konnte man im Dorf nicht mehr viel unternehmen, also verschlang ich alles, was Chris mir gab, besonders die Bücher von und über Rudolf Steiner, darunter auch einige über anthroposophische Medizin. Der Typus des Arztes, den Steiner und seine Schüler beschrieben, war das Faszinierendste, was mir je begegnet war.

Rudolf Steiner stellte sich den Menschen als einen dreigliedrigen Organismus vor, der aus dem im Kopf lokalisierten Nervensystem, dem rhythmischen System mit dem Zentrum im Herzen und der Lunge und dem Stoffwechselsystem mit dem Zentrum im Bauch besteht. Steiner argumentierte auch, dass eine gesunde gesellschaftliche Organisation das gleiche dreifache Prinzip widerspiegeln sollte, auf der Grundlage von (1) Menschenrechten und Gleichheit, sodass die Stimme oder Autonomie keiner Person durch irgendjemand anderen unterdrückt oder kontrolliert wird, sondern Entscheidungen im Konsens getroffen werden, (2) künstlerischer, intellektueller und kultureller Freiheit, sodass jeder Einzelne seinen eigenen Lebensweg ohne Einmischung eines Staates oder einer Regierung verfolgen kann, und (3) einer kooperativen Wirtschaft, die von einem Gefühl der Brüderlichkeit und der gegenseitigen Fürsorge füreinander getragen wird.

Die Vorstellung von der dreifachen Gliederung eines gesunden Körpers stammt nicht von Steiner. In seinem Werk hören wir Anklänge an die Französische Revolution: Freiheit (im schöpferischen Bereich), Brüderlichkeit (im wirtschaftlichen Bereich) und Gleichheit (in Bezug auf Rechtssystem und Verwaltung). Und wir hören Anklänge an die Judikative, Legislative und Exekutive der amerikanischen Regierung.

Einige Gelehrte behaupten sogar, dass die amerikanische Verfassung von den Irokesen beeinflusst wurde, die sich Berichten zufolge nach ähnlichen Prinzipien organisierten und sich so über Jahrhunderte ihren Lebensunterhalt sicherten und gleichzeitig ihre natürliche Lebensumwelt ständig verbesserten.[4] Natürlich wurden unsere amerikanischen Ideale nicht nur nie verwirklicht, sie waren auch von Anfang an kompromittiert. Man kann nicht in einem Atemzug von Gleichheit sprechen und im nächsten Sklaven kommandieren, genauso wenig wie man tagsüber vom Streben nach Glück und Selbstverwirklichung sprechen kann, während man in der Nacht einen Völkermord begeht. Das Problem ist aber nicht, dass diese Prinzipien schlecht sind, sondern dass die Umsetzung fehlerhaft war – und das Ergebnis ist ein kränkelnder, fragmentierter, gebrochener Körper.

Steiners Vision der Welt ist zwar manchmal »abgehoben«, aber sie ist konsequent und einleuchtend. Zum Beispiel argumentierte er, dass die Evolution, so wie wir sie uns vorstellen, Unsinn ist. Er sagte, dass am Anfang alles ein Ganzes war, von dem sich im Laufe der Zeit Teilaspekte heraussonderten und zu Zebras, Narzissen, *Echinacea* und so weiter wurden. Nachdem schließlich alle anderen Spezies herausgesondert waren, blieb der Mensch im Zentrum der Schöpfung übrig – so wie der David, den Michelangelo aus dem Marmorbrocken herausarbeitete.

Die Medizin, so Steiner, ist eine Art Wiedervereinigung. So wurde beispielsweise die *Strophanthus*-Pflanze nach Steiner zu derselben Zeit herausgesondert, als sich auch das menschliche Herz bildete. Wenn man ein kränkelndes Herz hat, muss man heil oder zu einem Ganzen (engl. whole) gemacht werden – was auch die etymologische Wurzel des Wortes »heilen« ist –, man muss also den Teil der Welt da draußen finden, der dem entspricht, was hier, in deinem Körper, fehlt. Das Metall Antimon, oder Stibium, bildet ein langes, verschlungenes molekulares Muster und verkörpert »Kräfte des Zusammenhalts« in der Natur. Diese Kräfte des Zusammenhalts fehlen einem Menschen, der an Hämophilie oder Diarrhö leidet, folglich würde ein anthroposophisches Präparat für eine Person mit einer dieser beiden Krankheiten Antimon zur Wiedervereinigung und Schaffung von Ganzheit enthalten.[5]

Dort in der Lehmhütte, mich versenkend in die Seiten von Chris' Büchern und so weit weg von den Einflüssen der Heimat und den Vereinigten Staaten wie nur möglich, wurde mir klar, dass dies eine kohärente, plausible Weltsicht war, anders als alles, was mir in meinem bisherigen Leben begegnet war. Die anthroposophische Medizin, so dachte ich, versucht zumindest, die wirklich wichtigen Fragen zu beantworten. Von der Vorstellung, Arzt zu werden, fühlte ich mich gleichzeitig abgestoßen und stark angezogen. Plötzlich wusste ich, dass meine Zukunft zwar in der Medizin und im Heilen lag, ich aber nicht den konventionellen Weg einschlagen konnte.

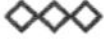

Als die Hälfte meines Aufenthalts hinter mir lag, nahm ich an einem Gartenbau-Workshop teil, der auf einer Farm in der Nähe von Manzini, Swasiland, stattfand. Der Leiter kannte sich hervorragend mit Ernährung aus, einem Thema, für das ich großes Interesse entwickelt hatte, seit ich in meinen späten Teenagerjahren angefangen hatte, mich nur noch mit Bioprodukten und überwiegend vegetarisch zu ernähren. Nachdem ich ihn mit Fragen gelöchert hatte, ging er in sein Haus, kam mit einem Buch heraus und sagte: »Lies das. Es wird all deine Fragen beantworten.«

Dieses Buch war *Ernährung und körperliche Degeneration* von Weston A. Price. Ursprünglich im Jahr 1939 veröffentlicht, gilt es heute als Bibel der modernen Ernährung.[6] Es begründete die moderne Vollwertkost-Bewegung und ließ die Weston A. Price Foundation entstehen, deren Vorstandsmitglied ich seit ihrer Gründung im Jahr 1999 bin. Die Lehren von Weston Price über Lebensmittel und von

Rudolf Steiner über alles andere sollten zentrale Leitlinien für den Rest meines Lebens werden.

In Afrika unternahm ich Kanutouren wie in meiner Jugend in Ontario: zweimal zu den Okavango-Sümpfen im nördlichen Botswana. Aber dann ging es wieder nach Hause, mit einer klaren Vorstellung von meinem nächsten Schritt - ich wollte Medizin studieren, damit ich den Weg einschlagen konnte zur anthroposophischen Medizin, zur Ernährungsmedizin und zu allem, wohin mein Herz mich führen würde.

KAPITEL 4

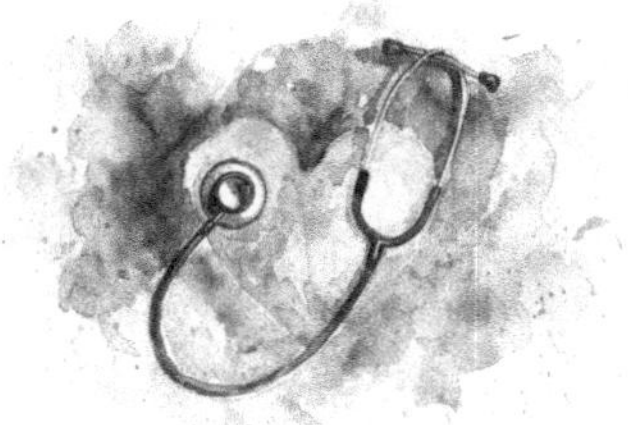

# Die Geometrie des Herzens

Im zweiten Kapitel habe ich die Vorstellung vom Herzen als Pumpe hinterfragt, indem ich eine andere Kraft im Körper untersuchte, die das Blut durch die Gefäße zirkulieren lässt. Wenn aber das Herz keine Pumpe ist, was ist es dann? Wenn es nicht den Zweck hat, Blut durch den Körper zu pumpen, worin besteht dann seine Aufgabe? Was tut es? Was geschieht mit dem Blut im Herzen? Was fängt das Herz mit dem Blut an, oder was bewirkt es im Blut? Dies sind wichtige Fragen zur Funktion des Herzens. Aber wir können die Funktion des Herzens nicht wirklich verstehen, ohne seine Form zu betrachten.

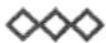

Was wissen wir über die Struktur des Herzens? Nun, zunächst einmal hat das Herz keine »Herzform« – nicht die Form, die wir als Liebessymbol kennen. Ich weiß, das scheint offensichtlich, aber ich erinnere mich noch gut an den Tag im Anatomieunterricht, als ich mit einigem Erstaunen feststellte, dass das Herz, das vor mir lag, nicht die geringste Ähnlichkeit mit diesem Liebessymbol hatte. Ich hatte natürlich in Anatomiebüchern schöne Abbildungen von Organen gesehen, also hatte ich auch halbwegs erwartet, ein klar umrissenes, gut definiertes Organ vor mir zu sehen. Stattdessen sah das Herz, das da vor mir lag, aus wie ein Klumpen Gewebe. Kein Organ, nur Gewebe – ein Muskel, eingebettet in Fett. Unspezifisches, unscheinbares Fett. Ich ließ mir meine Enttäuschung nicht anmerken, aber ich war doch einigermaßen niedergeschmettert. Das Herz war nichts Besonderes.

Während meines Medizinstudiums lernte ich, dass das Herz aus einer besonderen Art von Muskulatur besteht (die im menschlichen Körper sonst nur noch in der Gebärmutter zu finden ist), dass es vier Klappen hat, von denen jede ihren eigenen Satz »Segel« besitzt, und dass jede der vier Kammern des Herzens – die zwei Vorhöfe oben und die zwei Herzkammern unten – unterschiedlich dick sind. Anschließend untersuchten wir den Druck in verschiedenen Teilen des Herzens sowie einige Aspekte des Blutflusses ins Herz hinein und aus ihm hinaus. Aber zur Form des Herzens an sich wurde nichts gesagt. Oder zur Form irgendeines anderen Organs. Die war einfach nicht von Interesse.

Dass der Struktur des Herzens so wenig Aufmerksamkeit entgegengebracht wird, finde ich inzwischen erstaunlich, denn die Menschheit ist schon seit Langem fasziniert von der menschlichen Form und der Geometrie, die in der Welt der Natur zu finden ist. Wir sehen dies auf alten Höhlenmalereien, wo Menschen und verschiedene Tiere als eine Reihe von Dreiecken und Kreisen dargestellt sind. Und wir sehen es auch in den Schriften der alten Griechen, insbesondere in denen Platos, der glaubte, die fünf platonischen Körper – Tetraeder, Würfel, Oktaeder, Dodekaeder und Ikosaeder – seien die Grundlage aller natürlichen Phänomene, einschließlich der menschlichen Gestalt. Tatsächlich waren die Architekten und Baumeister der Antike mehr oder weniger besessen von Form. Außerdem waren sie erstaunlich präzise. Einigen Quellen zufolge übertrifft die Präzision der Pyramidenbasis sogar das, was wir mit unseren heutigen Fähigkeiten zustande bringen.

Eine Form, die sowohl in der Natur als auch in menschlichen Schöpfungen immer wieder auftaucht, ist die Spirale. Vor allem in der Natur finden sich viele »goldene« Spiralen – Spiralen, deren Streckungsfaktor dem Goldenen Schnitt entspricht (ausgedrückt durch die Dezimalzahl 1,618 und als *phi* oder φ dargestellt) – und die »golden« genannt werden, weil ihr Streckungsverhältnis dasselbe ist wie das Verhältnis der Summe aus zwei Größen zur größeren dieser beiden Größen. Die Fibonacci-Reihe – das ist die Zahlenreihe, die man erhält, wenn man die beiden vorherigen Zahlen addiert, um die nächste Zahl in der Reihe zu erhalten (1, 1, 2, 3, 5, 8, 13, 21, 34, 55 ...) – nähert sich diesem Goldenen Schnitt asymptotisch an.

Die Goldene Spirale findet sich in den kleinsten Gebilden, wie beispielsweise DNA-Molekülen, ebenso wie in den größten, zum Beispiel der Milchstraßengalaxie. Denken Sie etwa an eine Nautilusmuschel oder ein eingerolltes Farnblatt. Wir sehen diese Goldene Spirale in der Form, in der Blätter an Zweigen wachsen, in der Formgebung von Rosenblättern, in Blütenköpfen von Sonnenblumen, Schneckenhäusern und so weiter und so fort. Die Goldene Spirale ist im griechischen Parthenon zu sehen und die Fibonacci-Reihe im ersten Satz von Beethovens fünfter Sinfonie zu hören.

Wenn wir uns nun dem menschlichen Körper zuwenden und genau hinschauen, so finden wir auch in unserer Anatomie Zahlenmuster, geometrische Formen, Spiralen und Fibonacci-Zahlen. Sehen wir uns die Anordnung unserer Zähne an. In den ersten Jahren unseres Lebens haben wir vier Sätze von je fünf Milchzähnen. Etwa ab dem 7. Lebensjahr und bis zum Alter von 21 Jahren entwickeln wir die vollen vier Sätze von je acht Zähnen. Vielleicht ist es kein Zufall, dass kleine Kinder bis etwa zum 7. Lebensjahr am stärksten auf Musik in der pentatonischen Fünftonleiter ansprechen; tatsächlich beruhen die meisten beliebten Wiegenlieder auf der pentatonischen Tonleiter. Als Erwachsene verlassen wir die verträumte Welt der Pentatonik und gelangen zur achtstufigen Oktavtonleiter.[1]

Oder betrachten Sie die Beziehung zwischen den acht Knochen, die von der Schulter bis zu den Fingerspitzen oder von der Hüfte bis zu den Zehen reichen. Das Längenverhältnis dieser Knochen zueinander entspricht den Intervall-Abständen der westlichen Oktavtonleiter.[2] Ist das Zufall? Oder ist es ein Hinweis auf eine zugrunde liegende Stärke oder Steigerung der Funktion, wenn Strukturen nach geometrischen Prinzipien angelegt sind? Sind hier grundlegendere Schöpfungsprinzipien am Werk, die für unser Verständnis der Funktionsweise des Körpers entscheidend sind?

Versteht man die Form eines Dinges, so kann man dadurch einen entscheidenden Einblick in seine Funktion erhalten. Nehmen wir zum Beispiel ein Ei. Je nach Spezies weist die Form des Eis leichte Unterschiede auf. Einige Eier sind eher kegelförmig, andere eher kugelförmig. Vögel, die auf Klippen oder an anderen unsicheren Orten nisten, legen eher konische Eier, denn wenn die aus dem Nest rollen, rollen sie in einem Bogen und nicht in einer geraden Linie (von der Klippe!), während die Vögel, die tiefe, gut geschützte Nester anlegen, eher kugelförmige Eier legen. Ob spitz zulaufend oder nicht, die Form eines Eis ist eine der stärksten Formen in der Natur, die auch unter Druck nicht bricht. Wenn es also um den Schutz von Nachkommen geht, verpackt die Natur diese Nachkommen häufig in Eiern.

Es ist wichtig, dass wir anfangen, solche Versäumnisse zu korrigieren, wie ich ihnen in meinem Medizinstudium begegnet bin, und besser verstehen lernen, welcher Prinzipien die Natur sich bei der Formgebung bedient und was uns die Form im Hinblick auf die Funktion lehren kann. Natürlich ist das kompliziert, und man kann leicht der Versuchung nachgeben, Bedeutung in Dingen zu sehen, wo keine ist. Vielleicht ist das ein Grund, warum diese Diskussion in der medizinischen Ausbildung vollkommen gemieden wird: Sie gilt als zu »mystisch«. Dennoch ist es bedauerlich, dass wir dieses reichhaltige, wichtige und potenziell lebensrettende Thema komplett meiden, weil wir befürchten, dass die Ärzteschaft weniger seriös wirken oder zu »abgehoben« erscheinen würde, und dass wir um unserer Karriere willen jeglicher Erwähnung tieferer Bedeutungen oder Zusammenhänge (oder auch nur dem Gedanken daran!) aus dem Weg gehen. Das hat leider zur Folge, dass unser Verständnis der Natur und des Körpers nur ein oberflächliches ist und dass uns auch der Zauber entgeht, der sich beim Erkennen der umfassenderen Beziehung zwischen beiden auftut.

Meine eigenen Nachforschungen über die Form des Herzens begannen erst, als ich auf die brillante Arbeit eines zeitgenössischen Waldorflehrers, Bildhauers, Geometers und Philosophen namens Frank Chester aus San Francisco stieß. Chesters Interesse gilt den Formen in der Natur und der Frage, wie sie in Kunstwerke verwandelt werden können. Die Teilnahme an einem Kurs am Rudolf Steiner College im Jahr 2000 weckte Chesters besonderes Interesse an den platonischen Körpern – den dreidimensionalen geometrischen Formen, die für Plato die Grundlage aller natürlichen Phänomene bildeten.

Diese fünf platonischen Körper sind deswegen einzigartig und faszinierend, weil sie die einzigen »regelmäßigen« konvexen Polyeder sind. Für alle mit redlichem Bedarf an einer Auffrischung ihrer Schulkenntnisse in Geometrie: Ein »regelmäßiges« Polygon oder Vieleck ist eine zweidimensionale Figur, die gleichwinklig (das heißt, alle Winkel sind gleich) und gleichseitig (das heißt, alle Seiten sind gleich lang) ist. Ein regelmäßiger Polyeder, oder platonischer Körper, ist dementsprechend eine gleichwinklige und gleichseitige dreidimensionale Form. Ein Würfel beispielsweise ist ein häufiger platonischer Körper oder ein regelmäßiger, konvexer Polyeder.

Aus der Anthroposophie kannte Chester Berichte, nach denen Steiner das Herz als eine siebenseitige Form beschrieben hatte, die in einem imaginären Kasten in der Brust sitzt. Chester war fasziniert von dieser Idee und fragte sich, ob irgendjemand je versucht hatte, ein entsprechendes Modell zu bauen. Er machte sich daran, diese Form als Skulptur nachzubilden. Nach vielen vergeblichen Versuchen gelang es

Frank, ein Chestaeder zu schaffen: eine siebenseitige Form aus vier gleichseitigen Dreiecken und drei Vierecken, deren Aussehen an einen Papierdrachen erinnert, mit jeweils gleichem Flächeninhalt, zwölf Kanten und drei verschiedenen Symmetrieachsen. Diese scheinbar bescheidene Leistung eröffnet uns einige dramatische Einblicke in die Form und Funktion des menschlichen Herzens.

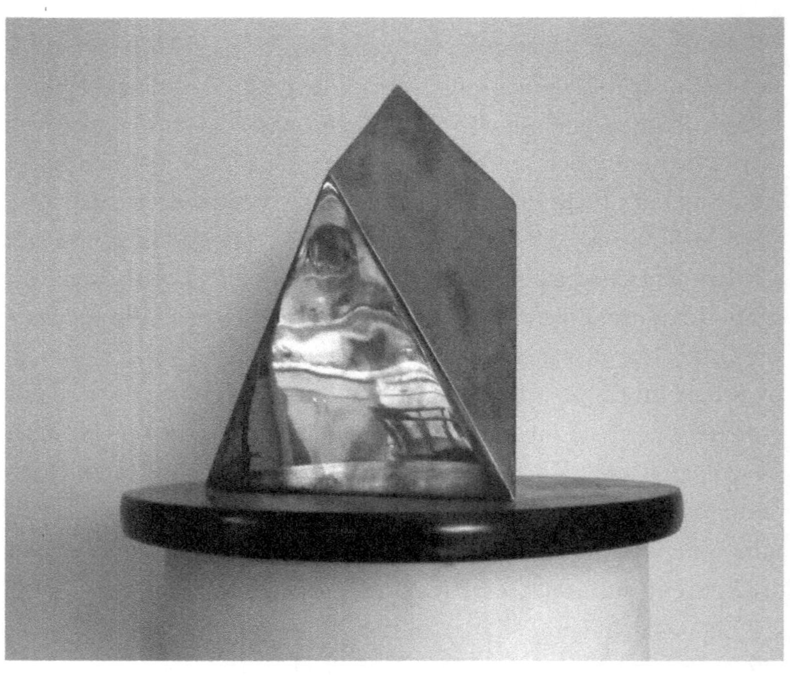

Das Chestaeder von Frank Chester ist eine siebenseitige Form aus vier gleichseitigen Dreiecken und drei Vierecken in Form von Papierdrachen. Wie das menschliche Herz besitzt das Chestaeder flächengleiche Oberflächen – zwölf Kanten, drei verschiedene Symmetrieachsen – und könnte Aufschluss über Form und Funktion des Herzens geben. Nachdruck mit Genehmigung von Frank Chester, New Form Technology, *http://www.frankchester.com/*.

Als Nächstes tat Frank etwas, das auch Steiner vorgeschlagen haben könnte, und platzierte diese siebenseitige Form in einen Kasten – das heißt, in den kleinsten Würfel, in den sie hineinpasste. Mit anderen Worten: Stellen Sie sich vor, Sie nehmen diese Form und passen sie mit der Spitze nach unten in einen »regelmäßigen« Kasten ein. Der Apex, oder die Spitze, liegt nicht in der Mitte des Würfels, sondern eher leicht exzentrisch. Genauer gesagt, die Achse des Chestaeders ist um 36 Grad geneigt.[3] Erstaunlicherweise weist das Herz exakt dieselbe Neigung im Brustkorb auf: links von der Mittelline und mit einer Neigung von 36 Grad zur zentralen Achse.[4]

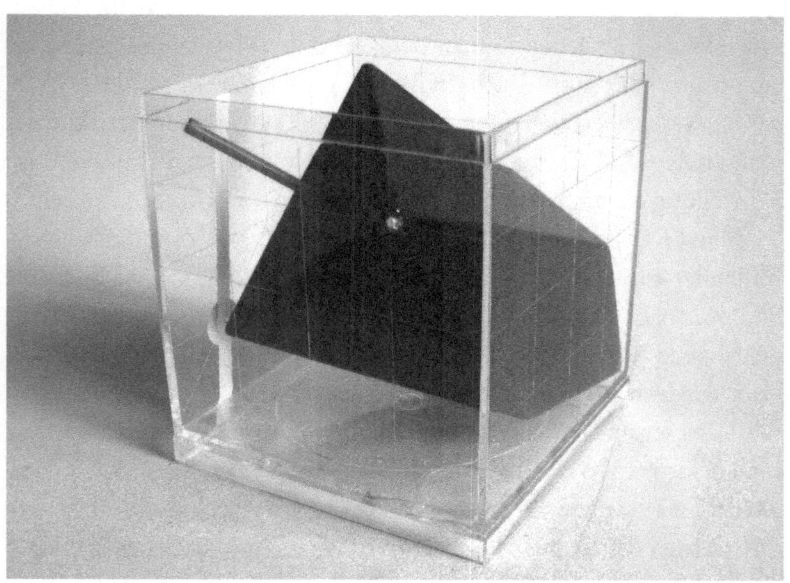

**Wenn man es in einen Kasten platziert, weist das Chestaeder eine Neigung von 36 Grad zur zentralen Achse auf. Dies ist die gleiche Achsneigung wie die des Herzens im Brustkorb. Abbildung mit freundlicher Genehmigung von Frank Chester.**

Chester fragte sich, welche weiteren Erkenntnisse über das menschliche Herz diese siebenseitige Form zutage fördern könnte. Er entdeckte, dass ein Chestaeder der entsprechenden Größe, dessen Kanten man leicht abrundet, genau in den Hohlraum der linken

Herzkammer passt, der größten Kammer unseres vierkammerigen Herzens. In der Tat ist es die linke Herzkammer, auf die die 36-Grad-Neigung des Herzens im Brustkorb zurückzuführen ist. Wir haben also die innere Form der linken Herzkammer, die denselben Neigungswinkel aufweist wie das Chestaeder in einem würfelförmigen Kasten.

Frank hörte hier nicht auf zu forschen, sondern baute als Nächstes ein Drahtmodell des Chestaeders, das er in einen Bottich mit Wasser legte und kreiseln ließ. Das kreiselnde Chestaeder ließ im Wasser einen Wirbel entstehen – einen Bereich, in dem die Strömung um eine Achslinie kreist. Sobald sich der Wirbel gebildet hatte, wurde im Wasser ein Bereich sichtbar, eine Art negativer Raum, der an der Seite des Chestaeders zu haften schien. (Man bekommt erst dann eine richtige Vorstellung davon, wenn man das Video auf Franks Website ansieht.[5])

Zuerst war Frank verblüfft, dann tat er etwas, was nur ein Meisterbildhauer tun oder sich überhaupt ausdenken kann: Er schuf eine Skulptur nach der Form des kreiselnden Chestaeders mit dem dazugehörigen »Anhängsel«. Er fand heraus, dass dieses Anhängsel seinerseits wiederum einen Wirbel erzeugt, wenn es im Wasser gedreht wird. Dieser ist aber eher horizontal, im Gegensatz zu dem eher vertikal geformten Wirbel, der durch das Chestaeder selbst erzeugt wird. Dieser eher horizontale Wirbel ähnelt der Form und der Verbindung des rechten mit dem linken Ventrikel eines menschlichen Herzens. Chester legte dann einen Querschnitt durch das kreiselnde Chestaeder, einschließlich des Anhängsels in der Nähe der dicksten Stelle, und erstaunlicherweise entstand wieder ein ähnlicher Querschnitt sowohl der rechten als auch der linken Herzkammer. Die Wandstärken sind die gleichen, die Größe der Hohlräume ist die gleiche, und die Winkel der Verbindung zwischen den Ventrikeln und die Formen sind nahezu identisch.

Ich kann mir nur vorstellen, was für ein Gefühl der Ehrfurcht und des Staunens Frank Chester empfunden haben muss, als ihm zum ersten Mal bewusst wurde, was er entdeckt und erschaffen hatte. Könnte es sein, dass es sich beim menschlichen Herzen um eine siebenseitige Form innerhalb eines würfelförmigen Kastens in der Brust handelt, genau wie Steiner vorausgesagt hat?

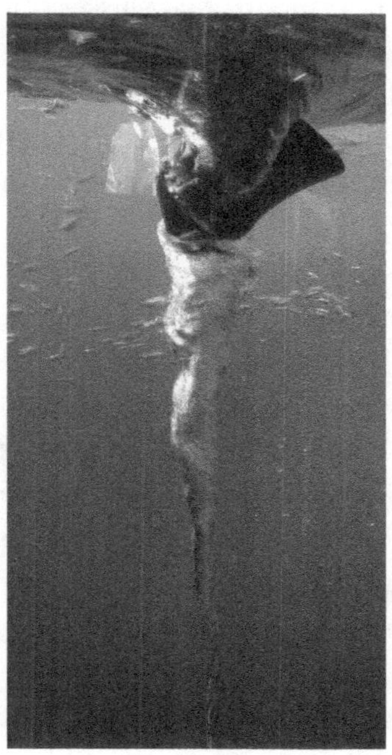

Durch Drehen des Chestaeders entsteht ein Wirbel. Sobald sich der Wirbel bildet, wird im Wasser ein Bereich sichtbar, eine Art negativer Raum, der an der Seite des Chestaeders zu haften scheint. Dieses »Anhängsel« erzeugt einen eigenen Wirbel, wenn es im Wasser gedreht wird, der jedoch horizontaler ist als der vertikal geformte Wirbel, der durch das Chestaeder selbst erzeugt wird. Dieser eher horizontale Wirbel ähnelt der Form und der Verbindung des rechten mit dem linken Ventrikel des menschlichen Herzens. Bild mit freundlicher Genehmigung von Frank Chester.

Aber das sind nicht die einzigen Erkenntnisse über das Herz, die wir aus dem Studium des Chestaeders gewinnen können. Damals im Anatomiekurs lernte ich, dass das Herz ein Muskel ist, der in den verschiedenen Bereichen des Herzens unterschiedlich dick ist. Aber ich habe nie gelernt, wie viele Muskelschichten das Herz hat. Ebenso wenig haben wir untersucht, warum der Apex – der untere Teil des Herzens, wo die Spitze des Chestaeders auf die Unterseite des Würfels trifft – so dünn ist. Der Apex ist *eine* Muskelschicht dick. Dies ist der Punkt des Herzens, der dem Ausgang der linken Herzkammer, der Aortenklappe, direkt gegenüberliegt. Im Pumpenmodell des Herzens müsste an diesem Punkt die Belastung oder Spannung am größten sein. Wie ist es möglich, dass es ausgerechnet in diesem Bereich maximaler Belastung so dünn ist?

Bei seinen weiteren Forschungen stieß Frank Chester auf die anatomischen Arbeiten von Dr. James Bell Pettigrew, einem schottischen Naturforscher des 19. Jahrhunderts, der detaillierte Sektionsschnitte der Muskelschichten des Herzens durchführte. Dr. Pettigrew fand heraus, dass die Anzahl der Muskelschichten an verschiedenen Stellen des Herzens unterschiedlich ist und zwischen einem Minimum von einer (am Apex) und einem Maximum von sieben variiert.[6] Ausgehend von dem geometrischen Wissen, das er gewonnen hatte, begann Chester, sein kreiselndes Chestaeder mit Papierschichten zu umwickeln, und zwar genau in denselben Winkeln, wie die Wasserkegel sie bildeten, die von dem im Wasser kreiselnden Chestaeder erzeugt wurden. (Diese unterscheiden sich von den Wirbeln, die die kreiselnde Drahtform erzeugt.) Die einzige Möglichkeit für Chester, die Form richtig zu umwickeln – und gleichzeitig die Umrisse der sich drehenden Form beizubehalten –, bildete auch die Dicke der Muskelschichten an den verschiedenen Punkten des Herzens nach: sieben Schichten an der dicksten Stelle und eine Schicht am Apex.[7]

Wir können nun auf die Eingangsfrage dieses Kapitels zurückkommen: Was macht das Herz, und was passiert mit dem Blut im Innern des Herzens? Bisher wissen wir, dass aufgrund der kürzlich beobachteten einzigartigen Eigenschaften des Wassers, insbesondere seiner Fähigkeit, einen vierten Aggregatzustand anzunehmen, das Blut im venösen System nach oben in Richtung des Herzens fließt, und zwar im Wesentlichen aus eigener Kraft. (Auch hier leisten die Klappen und die Muskelkontraktion wieder einen gewissen Beitrag). Dieser hauptsächlich vertikale Fluss gelangt in den rechten Vorhof, die kleine Kammer oberhalb des rechten Ventrikels.

Als Rudolf Steiner aufgefordert wurde, statt des Bildes vom Herzen als Pumpe ein passenderes Bild aus der Mechanik vorzuschlagen, antwortete er, die dem Herzen am nächsten kommende »Maschine« sei ein hydraulischer Widder. Ein hydraulischer Widder ist ein Gerät, das vor allem in fließenden Gewässern eingesetzt wird; es hält das Wasser in einem Speicherbehälter hinter seinem Ventilmechanismus zurück. Mit der Zunahme von Druck und Volumen auf der zum Einlass gelegenen Seite des Ventils entsteht auf der anderen Seite ein Vakuum oder Unterdruck. Sobald eine bestimmte Druckdifferenz erreicht ist, öffnet sich das Ventil, und die Flüssigkeit kann den Berg hinauffließen.

Etwas Ähnliches geschieht im Herzen. Das venöse Blut fließt in den rechten Vorhof, im rechten Vorhof baut sich Druck auf, dann öffnet sich das Ventil (die Trikuspidalklappe), und das Blut gelangt in die rechte Herzkammer. Aber es passiert noch mehr. Wie das Chestaedermodell zeigt, nimmt die in das rechte Ventrikel eintretende Flüssigkeit Wirbelform an, bevor sie durch das nächste Ventil (die Pulmonalklappe) austritt. Dies ist der entscheidende Punkt. Es finden zwei Prozesse gleichzeitig statt. Der erste ist die Verstärkung des Impulses durch den oben beschriebenen hydraulischen Widder/Ventilmechanismus. Gleichzeitig mit der Verstärkung des Impulses ändert sich jedoch auch die Form des Blutstroms von einer laminaren Strömung zu einer Wirbelströmung. Außerdem wandelt die Aktivität der rechten Herzhälfte die vertikal ausgerichtete Laminarströmung des venösen Blutes um in einen Wirbel, also in eine horizontale Strömung, wenn das Blut von der rechten Herzkammer zu den horizontal ausgerichteten Lungenflügeln fließt.

Das Blut durchströmt sodann die Lunge und gelangt wieder in die Kapillaren, und zwar aufgrund der Tendenz des Wassers – beziehungsweise in diesem Fall des Blutes – im vierten Aggregatzustand in hydrophilen Röhren zu fließen. Eine andere, auch nur annähernd nachvollziehbare Erklärung, wie oder warum sich das Blut durch die Lungenkapillaren mit ihrem hohen Widerstand bewegen kann, habe ich noch nie gehört. Schließlich handelt es sich hier ja um hochvisköses Blut mit im Plasma suspendierten Blutzellen, deren Durchmesser fast so groß ist wie der der Kapillaren, das sich mühelos durch ein ausgedehntes Netz von Lungenkapillaren bewegt. Dies auf den niedrigen Pumpendruck des rechten Ventrikels zurückzuführen, wäre dasselbe, als würde man einen meilenlangen Schlauch nehmen, mit Perlen vermischtes Wasser in den Schlauch geben, wobei die Perlen etwa so groß wären wie der Innendurchmesser des Schlauchs, dann ein bisschen Druck ausüben und erwarten, dass das Wasser samt den Perlen eine halbe Meile weit fließt – und dann wieder die halbe Meile zurück zur Pumpe.

Nachdem das Blut in die Kapillaren hineingeflossen ist, strömt es nunmehr horizontal zurück in den linken Vorhof des Herzens, der als vorübergehender Speicherbereich dient, um die Energie des fließenden Blutes hinter der Mitralklappe zu speichern. Der Druck im linken Vorhof steigt an, die Klappe öffnet sich und das Blut fließt in die linke Herzkammer. Dann – denken Sie jetzt an das im Wasser kreiselnde Chestaeder – wandelt die linke Herzkammer diese laminare Strömung in einen vertikal ausgerichteten Wirbel um. Die Wirbelströmung in Verbindung mit dem Druckaufbau öffnet die Aortenklappe, und das Blut kann durch die Arterien in den übrigen Körper fließen.

Ein weiterer Beweis dafür, dass das beste Modell für das Herz ein hydraulischer Widder und nicht eine Pumpe ist, zeigt das Verhalten des Aortenbogens während der Kontraktion, die als Systole bezeichnet wird. Wäre das Herz eine Pumpe, so würde man erwarten, dass beim Pumpen von Blut durch den Aortenbogen der flexible Bogen sich bei jedem kräftigen Schub geradestrecken würde. Das Gegenteil ist aber der Fall, der Aortenbogen krümmt sich während dieser Kontraktion nach innen und bildet einen noch spitzeren Winkel. Das ist in einer ganz normalen Angiografie zu sehen.

Stellen Sie sich vor, Sie stecken einen flexiblen Gartenschlauch auf Ihren Außenwasserhahn. Befestigen Sie den Schlauch am Hahn und formen Sie den Schlauch kurz hinter dem Anschlussstück zum Hahn zu einem Bogen. Drehen Sie den Hahn dann schnell auf volle Leistung, sodass ein kräftiger Wasserstrahl austritt. Was würde wohl mit dem flexiblen Bogen im Schlauch passieren? Der Bogen würde sich unter der erhöhten Krafteinwirkung geraderichten, aber das ist ja das Gegenteil von dem, was in unserem Aortenbogen passiert. Jedes Mal, wenn wir in der Systole einen Kraftanstieg erwarten, krümmt sich der Bogen nach innen. Dieses Einknicken während der Systole lässt sich nur durch einen *Unterdruck* erklären, und dieser Unterdruck ist vergleichbar mit dem Sog, der durch einen hydraulischen Widder erzeugt wird. Mit anderen Worten, dieses anormale Verhalten des Aortenbogens zeigt, dass das Herz das Blut nicht mit Kraft schiebt, sondern einen Unterdruck beziehungsweise Sog erzeugt. Die Wirkung des Herzens auf das Blut besteht nicht in der Erzeugung von Kraft, sondern es nutzt den Sog, um den Bewegungsimpuls des Blutes zu verstärken.

Was hat also das Herz für eine Funktion, wenn nicht die einer Pumpe? Das Funktion des Herzens besteht darin, Wirbel zu erzeugen. In einem späteren Kapitel werden wir die Bedeutung der Wirbelströmung näher betrachten, und auch die dieser »Kreuzwirbel« – die beiden über Kreuz angeordneten horizontalen und vertikalen Wirbel, die vom Herzen erzeugt werden.

KAPITEL 5

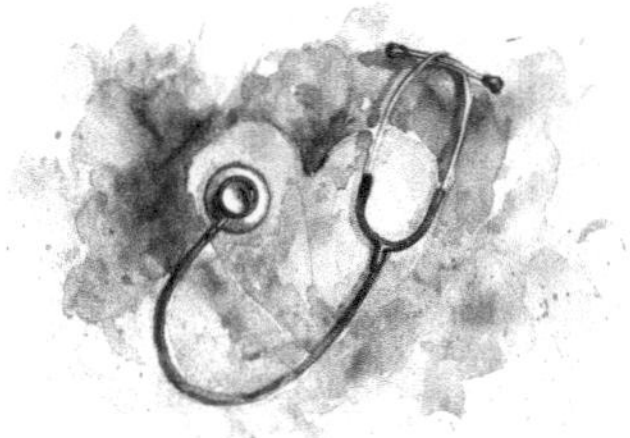

# Wohin führt mein Weg?

Wir schrieben das Jahr 1983, und ich stand im dritten Jahr meines Medizinstudiums, hatte meine 2 Jahre im Peace Corps in Swasiland bereits hinter mir und war frischgebackener Vater eines 1-jährigen Mädchens. Auch begeisterte ich mich für zwei Konzepte, die meine Arbeit in den kommenden Jahrzehnten prägen sollten: Lebensmittel als Medizin und Anthroposophie, die Philosophie Rudolf Steiners mit ihrer Verbindung von Spiritualität und Wissenschaft. In jenem Jahr hatte ich die Gelegenheit, an meiner ersten anthroposophischen Tagung teilzunehmen – einer jährlichen Fortbildungswoche für Ärzte in einer anthroposophischen Gemeinschaft in Wilton, New Hampshire.

Bis zu diesem Zeitpunkt kannte ich die Anthroposophie nur aus Büchern, aber dennoch war ich fest davon überzeugt, dass ich darin auf wichtige Erkenntnisse gestoßen war, mit deren Hilfe ich jede Krankheit würde behandeln und heilen können, wenn ich erst voll ausgebildeter Arzt wäre. Ich sprühte vor Leben.

Am ersten Abend der Konferenz hörte ich einen Vortrag von Francis Edmunds, einem in Russland geborenen Englischlehrer, der in der Waldorfschulbewegung eine führende Rolle spielte. Einen Vortrag wie diesen hatte ich noch nie gehört. Ich war tief beeindruckt, dass da jemand mit solcher Kraft, solcher Klarheit und solchem Nachdruck sprechen konnte, obwohl er zu der Zeit schon über 80 Jahre alt war. Und ich spürte eine tiefe Traurigkeit. Ich hatte 18 Jahre Schule und Studium hinter mir und Tausende von Vorträgen gehört, aber dies war der erste, der glaubhaft klang, eine solche Kraft hatte und direkt zu meinem Herzen sprach.

Jetzt, mehr als 30 Jahre später, kann ich mich kaum noch daran erinnern, worüber Edmunds an diesem Abend überhaupt gesprochen hat, aber ich weiß noch, wie beeindruckt ich von der Klarheit war, mit der er über komplexe Themen sprach. Normalerweise wird auch heute noch in den Vorträgen, die ich höre, oft von Wissenschaftlern eine Studie nach der anderen zitiert, es werden Statistiken angeführt darüber, was eine Studie nahelegt und was die jeweilige Studie zum Schatz unseres Wissens beiträgt. An sich ist das gut und schön. Aber es ist eine Sache, von Forschungen zu hören, die nahelegen, dass das frühkindliche Spiel die kindliche Entwicklung fördert; und etwas ganz anderes, wenn man einen 80-jährigen Mann mit einer kristallklaren Stimme sagen hört, dass kleine Kinder in die Welt hinein»wachsen«. Edmunds bezog sich nicht auf die Arbeiten oder Forschungen anderer. Er bot uns einfach seine eigenen Erkenntnisse an, die er durch lebenslange Arbeit, Beobachtung und Kontemplation entwickelt hatte. Er war nicht auf Bestätigung von außen angewiesen – der Zuhörer konnte diese Erkenntnisse annehmen oder nicht. Als ich zuhörte, hatte ich das Gefühl, als kämen seine Worte von einem anderen Ort – aus dem, wenn ich mir eine Übertreibung erlauben darf, Land des Wissens. Es war so erfrischend und so anders, dass ich nie vergessen habe, wie es sich anfühlte, im Publikum zu sitzen und ihm zuzuhören.

An diesem Abend traf ich eine Entscheidung – allerdings wohl weitgehend unbewusst –, dass ich eines Tages fähig sein wollte, von diesem Ort des Wissens aus zu sprechen. Ich hatte das Gefühl, dass das Studium der Anthroposophie mir den Weg weisen würde, spürte aber zugleich, dass ich alles, was mir begegnen würde, von Grund auf hinterfragen musste und dass kein gradliniger oder einfacher Weg zu dem Land des Wissens führen würde, von dem aus Francis Edmunds zu sprechen schien. Ich spürte auch, dass nur dieser Weg es wert war, eingeschlagen zu werden.

Die Tagung in Wilton war meine erste Station auf einer 3-monatigen Reise mit meiner Frau und meiner Tochter, auf der ich anthroposophische Medizin von drei der besten Praktiker des Landes lernen wollte, die sich bereit erklärt hatten, mich als Schüler aufzunehmen. Ich war entschlossen, ihnen zu beweisen, dass ich mich in der Medizin im Allgemeinen und der anthroposophischen Medizin und Naturheilkunde im Besonderen auskannte. Damals wie heute hasste ich es, unvorbereitet zu sein oder das Gefühl zu haben, jemand anderes wisse mehr als ich über ein Thema, das mich interessierte. Ich gebe zu, dies ist eine Schwäche und ein Zeichen von Unsicherheit, aber es wirkte sich in meinem Leben, und ganz besonders in meinen jungen Jahren, auch zu meinem Vorteil aus. Es trieb mich an, Dinge zu verstehen und zu meistern, und zwar auf eine Weise, die mir gute Dienste leistete

Jeder der Ärzte hatte einen anderen Stil. Richard Fried in Kimberton, Pennsylvania, führte eine mehr oder weniger konventionelle Hausarztpraxis mit starker anthroposophischer Prägung. Phillip Incao in Copake, New York, war ein echter Radikaler, der sich stark auf die Ernährung konzentrierte und die Schulmedizin vollkommen ablehnte. Unsere Unterbringung dort war ein von Steiner inspiriertes Dorf für Erwachsene mit Entwicklungsstörungen, von denen die meisten an einer Autismus-Spektrum-Störung litten. Die Mahlzeiten nahmen wir mit der Familie ein, in deren Haus wir untergebracht waren. Die letzte Station führte mich wieder nach New Hampshire zu Bertram von Zabern, der eher Psychiater und Philosoph war.

Alle drei hatten mich gern in ihrer Praxis dabei, weil ich die Theorie verstand und die Welt bereits ziemlich gut aus anthroposophischem

Blickwinkel zu betrachten vermochte, sodass wir einen Patienten untersuchen und dann diskutieren konnten, wo das eigentliche Problem oder Ungleichgewicht beim Patienten lag und wie man ihn oder sie heilen (sprich: wieder zusammenführen) konnte. All das machte mir wirklich Spaß, und es fiel in die Zeit, bevor ich selbst anthroposophische Medizin zu praktizieren begann und erkannte, dass die Anwendung konventioneller anthroposophischer Heilmittel nicht so viel zur Lösung der Probleme meiner Patienten beitrug, wie ich gehofft oder erwartet hatte.

Während meines restlichen Medizinstudiums und meiner Zeit als Assistenzarzt hielt ich mich meist bewusst sehr zurück und bereitete mich auf alle Prüfungen und Tests vor, die nötig waren, um in diesem System voranzukommen. Ich gab niemandem Anlass zu irgendwelchen besonderen Beschwerden, allerdings wurde mir häufig gesagt, ich sei schwer zu unterrichten. Ich selbst war der Meinung, dass ich dort war, um das System zu erlernen, und nicht, um darüber zu diskutieren, ob dieses System richtig war.

Währenddessen nahm ich alljährlich an 1-wöchigen Fortbildungen in anthroposophischer Medizin teil, wo zwei für mich wichtige Dinge geschahen. Zum ersten Mal traf ich eine Gruppe von Gleichgesinnten, die sich für dieselben Themen interessierten wie ich – vor allem für Medizin, Ernährung und das Leben selbst im eigentlichen Sinne. Das Zweite und vielleicht noch Wichtigere war, dass ich jemandem begegnete, den ich als Lehrer akzeptieren konnte. Der wichtigste Mensch, der aus Europa kam, um die anthroposophische Medizin in den Vereinigten Staaten zu begründen, war Otto Wolff, ein deutscher Arzt mit einem medizinischen und einem weiteren Doktortitel, der, soweit ich das beurteilen konnte, alles wusste. Er sah aus wie Beethoven (sofern die Beschreibungen von Beethoven zutreffen), und er kannte jeden Stern, jedes Sternbild, jede Pflanze, beherrschte zwölf Sprachen, kannte jedes Mineral, jedes Heilmittel – ob schulmedizinisch, homöopathisch, pflanzlich oder anthroposophisch – und ging in seiner Freizeit Fallschirmspringen und auf Erkundungsreisen. Auf einer Kanufahrt zu den Okavango-Sümpfen in Afrika war er mit demselben Führer auf derselben Route unterwegs gewesen wie ich ein paar Jahre zuvor.

Von Otto, der sich nicht scheute, uns infrage zu stellen und ungeduldig mit uns zu sein, lernte ich eine andere Art, die Welt zu sehen und darüber zu denken. Das Erlernen der Anthroposophie war wie das Erlernen einer neuen Sprache, der Sprache des künstlerischen Denkens. Es ist das Denken, das fragt, warum sich das Blut so bewegt, wie es sich bewegt, was im Herzen geschieht und wie das mit den kleinsten Teilchen oder den entferntesten kosmischen Körpern zusammenhängt. Stets klingen Ottos Worte in meinem Bewusstsein: »Der Stoff bewirkt nichts.« Denn für Otto war das Universum und alles darin ein fließendes, dynamisches Kraftfeld, das es zu verstehen und ganz genau zu beschreiben galt.

Es ist der Unterschied zwischen dem Studium der Formung des Herzens durch die Kräfte des Kosmos und dem Studium des Herzens als eines Gebildes aus spezialisierten Muskelzellen, den Myozyten, die wiederum Aktinfilamente und Transversaltubuli enthalten. Um diese Art des Denkens zu erfahren und, wie Otto sagte, um anthroposophischer Arzt zu sein, muss man alles wissen. Man muss die Feinheiten der Biochemie kennen, die Namen und Legenden der Sternbilder, die Geschichte der Musik (Otto war ein hochbegabter klassischer Geiger), die Praxis des Fallschirmspringens und die gesamte Pharmakopöe (Hunderte von Seiten) der anthroposophischen Medikamente.

Auf Ottos Anregung hin begann ich Blockflöte zu spielen und zu malen, das anthroposophische und homöopathische Arzneibuch auswendig zu lernen, in einem Chor zu singen, mir Kenntnisse über Metalle, Sternbilder, Pflanzen, Gartenarbeit und die Bewegung des Wassers anzueignen. Obwohl ich nie eine Leuchte in Biochemie wurde und es auch nie mit Fallschirmspringen versucht habe, wurden mir die Augen dafür geöffnet, was ein vollwertiger Mensch zumindest versuchen sollte zu wissen und zu erleben. Diese Phase meines Lebens verbrachte ich mit dem Sammeln von Fragen: Was bewegt das Blut? Warum verlieren die Zellen die Verbindung zueinander und zum größeren Ganzen und werden »egoistisch«? Damals erforschte ich eifrig das Wesen dieser Kräfte, von denen Otto sprach, und fragte mich, ob sie real waren und wenn ja, wie sie wirkten.

Sobald ich mein Medizinstudium abgeschlossen hatte, kehrte unsere Familie nach New Hampshire zurück, wo ich in Peterborough eine Praxis auf der Grundlage von anthroposophischer Medizin und Heilung durch traditionelle Ernährungsweisen eröffnete. Diese Kombination, so dachte ich, würde ausreichen, um alles zu heilen, was meine Patienten plagte. Einer der Beweggründe für unsere Entscheidung, nach New Hampshire zurückzukehren, war, dass ich den Bauern der Waldorf-Gemeinschaft in Wilton nahestand, die gerade die erste Solidarische Landwirtschaft (Solawi) des Landes aufbauten. Ich wollte selbst Teil davon und in der Nähe sein, damit meine Patienten Zugang zu den bestmöglichen Lebensmitteln bekamen. Der Hof und die Waldorfschule entwickelten zudem eine Geschenkökonomie, und dies würde schließlich die wichtigste wirtschaftliche Grundlage meiner Praxis werden.

Während dieser Zeit sah ich mich als Verkünder des Heils, auf der Suche nach der Leidenschaft und Überzeugungskraft, die ich bei Francis Edmunds erlebt hatte. Ich entwickelte Ernährungsrichtlinien für Patienten und experimentierte mit Variationen davon, indem ich die Mengen von Makronährstoffen optimierte – Proteine, Fette und Kohlenhydrate zum Beispiel. Ich erprobte neue Medikamente, neue Bewegungs- und Trainingsstrategien und neue Denkweisen über Krankheiten im Allgemeinen und das Herz im Besonderen. Ich experimentierte mit ketogener Diät, Wasserfasten, Qigong als Bewegungstherapie, Heileurythmie, Vitamin-C-Infusionen, DMSO, Carnivora gegen Krebs, Sauerstofftherapien und allen Richtungen der Naturheilkunde.

Obwohl es eine Zeit des Lernens und des intensiven Experimentierens war – vielleicht *weil* es eine Zeit des Lernens und des intensiven Experimentierens war –, klangen viele der Erklärungen, auf die ich mich bei meiner Arbeit immer noch stützte, mit der Zeit zunehmend hohl. Schlimmer noch, die meisten meiner Behandlungen halfen meinen Patienten nicht, ihr Leben zu verändern. Ich begann nach Wegen zu suchen, die Einsichten, die ich aus der Anthroposophie gewonnen hatte, auf eine etwas solidere Grundlage zu stellen. Diese Einsichten, deren Spuren in diesem Buch zu finden sind, haben sich als unschätzbar wertvoll erwiesen bei meinen Bemühungen, das Herz zu verstehen, aber mittlerweile habe ich erkannt, dass ich eine alles vereinende Antwort, eine Erleuchtung, ein Silbertablett erwartet hatte – wenn ich erst das Thema wirklich beherrschen würde. Und diese Erwartung, so wurde mir klar, war viel zu arrogant, vereinfachend und kindlich. Die harte Arbeit, herauszufinden, was real war, was bei meinen Patienten tatsächlich funktionierte und wo es Verbindungen zwischen den Erkenntnissen der Anthroposophie und der konventionellen Wissenschaft und Medizin gab, hatte gerade erst begonnen.

KAPITEL 6

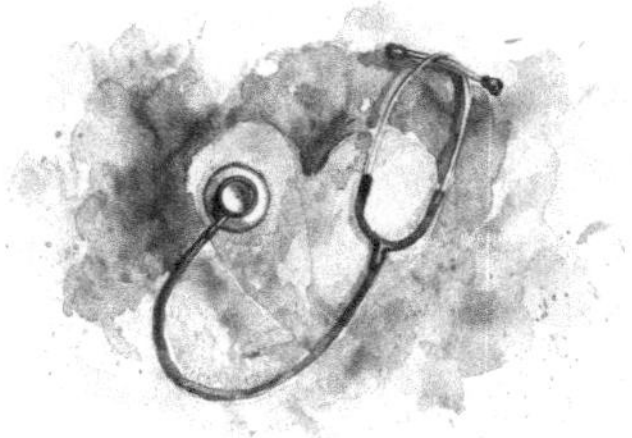

# Was Herzinfarkte nicht verursacht

Als ich dieses Buch schrieb, ging es mir darum, zunächst die Physiologie und Anatomie des normalen Kreislaufs und eines gesunden Herzens zu untersuchen, wie ich es in den Kapiteln 2 und 4 getan habe. Meiner Ansicht nach liegt nämlich die Schulmedizin in sehr vielem falsch – unter anderem konzentriert sie sich auf das »Reparieren« von Abnormem, Krankem und Dysfunktionalem, anstatt wirklich zu verstehen, wie die Dinge funktionieren sollten, und darauf ihr weiteres Vorgehen zu gründen.

Um beispielsweise das Wesen und das Spektrum von Infektionskrankheiten zu erfassen, wäre es sinnvoll, die Rolle des mikrobiellen Lebens in der Natur und im menschlichen Körper zu untersuchen und zu verstehen. Dann wüssten wir, dass Mikroben nicht nur ein notwendiger Bestandteil eines jeden Ökosystems sind, sondern dass der Mensch ohne die sieben oder acht Pfund Mikroben, die seinen Darm besiedeln, nicht überleben kann. Wir würden verstehen, dass manche Mikroben Aasfresser sind, die sich von toter Materie ernähren (vor allem Pilze), andere Verdauungsorgane (vor allem Bakterien) und wieder andere an der Veränderung von genetischem Material beteiligt sind (Viren). Statt jedoch die komplizierten Wechselwirkungen zwischen Mikroben und anderen Lebensformen oder gar den Beitrag von Mikroben zu ganzen Ökosystemen und die von ihnen verursachten Veränderungen zu untersuchen, lernen wir zu Beginn des Medizinstudiums, dass das Streptokokken-Bakterium Halsschmerzen verursacht, wie sein Lebenszyklus aussieht und dass man es mit Penicillin abtötet. Und weiter im Lehrstoff.

Die Kultur rund um dieses Paradigma ändert sich zwar gerade – wenn auch nicht schnell genug –, aber der Schwerpunkt der medizinischen Ausbildung liegt immer noch zu sehr auf der Ausrottung der Krankheit und zu wenig auf dem Verständnis von mikrobiellen Gemeinschaften und unserer Koevolution mit den Vorfahren der heutigen Mikroben, wie auch zu wenig auf der Erforschung der Form und Struktur unserer Anatomie. Aber obwohl ich einen ganzheitlichen, gesundheitsorientierten Ansatz der Medizin statt eines reduktionistischen, krankheitszentrierten Ansatzes favorisiere, führt kein Weg an der Tatsache vorbei, dass viele Menschen – und auch viele Gemeinschaften und Ökosysteme – krank sind und leiden. Und die weltweit häufigste Todesursache sind Herzerkrankungen.[1]

Was bedeutet es, wenn ein Herz erkrankt ist? Selbst wenn man metaphysische Erklärungen vollkommen außer Acht lässt (was ich nicht tue, und ich werde sie in den Kapiteln 10 und 11 ausführlicher behandeln) und die vielen Herzkrankheiten beiseitelässt, die nicht unter den Oberbegriff Herz-Kreislauf-Erkrankungen fallen, bleibt die Antwort eine semantische Herausforderung. Das liegt daran, dass Ärzte, wenn sie von »Herzkrankheit« sprechen, sich oft auf Ereignisse oder Zustände beziehen, die sich in den Koronararterien (den Arterien, die das Herz versorgen) abspielen, wie beispielsweise die koronare Herzkrankheit, die den Blutfluss zum Herzen blockieren und einen Herzinfarkt verursachen kann. Zumindest nach der konventionellen Lehre. Dabei ist das Spektrum der Herzkrankheiten, das Angina pectoris, instabile Angina pectoris und den Myokardinfarkt

(Herzinfarkt) umfasst – die üblicherweise als *koronare Herzkrankheit* bezeichnet werden –, eigentlich viel besser aus der Perspektive der Ereignisse im Myokard (Herz) zu verstehen als aus der der Ereignisse in den Koronararterien.[2]

Diese Perspektive ist entscheidend, weil die Theorie der koronar verursachten Herzerkrankungen die Nation Milliarden von Dollar für Operationen (meist unnötigen, wie ich behaupte) und Milliarden für Medikamente gekostet hat, die ebenso sehr schaden, wie sie nützen, und viele Menschen dazu bringt, eine fettarme Ernährung zu praktizieren, die das Problem noch verschlimmert. Nach Angaben der *Centers for Disease Control and Prevention* (CDC) erleiden jedes Jahr etwa 735 000 Amerikaner einen Herzinfarkt. Und fast 610 000 Amerikaner sterben jedes Jahr an Herzerkrankungen, was einem von vier Todesfällen entspricht.[3] Die *CDC Foundation* schätzt, dass Herzerkrankungen und Schlaganfälle die Amerikaner pro Tag fast 1 Milliarde Dollar an medizinischen Aufwendungen und Produktivitätsverlusten kosten, und prognostiziert, dass die jährlichen direkten medizinischen Kosten bis zum Jahr 2030 bei mehr als 818 Milliarden Dollar und der Produktivitätsverlust bei mehr als 275 Milliarden Dollar liegen könnten.[4]

Wenn wir verstehen, welche pathophysiologischen Vorgänge tatsächlich Herzinfarkte verursachen, können wir eine herzgesunde Ernährung einführen (damit meine ich eine Diät nach dem Vorbild von Weston A. Price, nicht eine fettarme Diät) und sichere und kostengünstige Medikamente (wie beispielsweise g-Strophanthin) und andere nicht toxische und wirksame Therapien einsetzen. Vor allem aber wird das Verständnis der Vorgänge im Herzen, die einem Herzinfarkt vorausgehen, uns zwingen, uns der Tatsache zu stellen, dass wir Herzkrankheiten als Ausdruck der wahren Kosten des modernen Lebens für die menschliche Gesundheit begreifen müssen. Um die Epidemie von Herzerkrankungen zu überwinden, brauchen wir ein neues medizinisches Paradigma, ein neues Wirtschaftssystem und ein neues ökologisches Bewusstsein – kurz, eine neue Art zu leben. Die

Koronararterientheorie verkennt diese größeren Zusammenhänge, ebenso wie sie das eigentliche Krankheitsgeschehen falsch interpretiert.

Weil die konventionelle Medizin in Bezug auf das Herz in so vielem falsch liegt, möchte ich mit der Definition des Herzinfarkts beginnen. Bei dieser Definition bin ich mit der Schulmedizin gar nicht so uneins. Ein Herzinfarkt, oder Myokardinfarkt, ist ein Ereignis, das Myokardzellen (Herzzellen) absterben lässt. Das Absterben dieser Herzmuskelzellen führt in der Folge zu einer Nekrose des Gewebes. Diagnostisch ist der Myokardinfarkt an einem erhöhten Wert der Herzenzyme zu identifizieren, die sich normalerweise in den Zellen des Herzens befinden. Wenn diese Zellen absterben, lysieren (zerfallen) sie und setzen ihren Inhalt einschließlich der Enzyme ins Blut frei.

Abgesehen von dieser Definition eines Herzinfarkts ist die Semantik der Herzkrankheit schwierig, weil die Sprache sich zu einseitig auf den Blutfluss bezieht. Und der Begriff *Herzkrankheit* ist ungenau, da er nicht zwischen Herzinfarkt, Rhythmusstörungen, kongestiver Herzinsuffizienz und so weiter unterscheidet. Daher wird häufig statt *Herzkrankheit* der Begriff *koronare Herzkrankheit* verwendet, aber das suggeriert, dass die Ursache der Herzkrankheit in den Herzkranzgefäßen liegt. Ich bezeichne das Spektrum der Erkrankungen oft als *Angina pectoris*, *instabile Angina pectoris* und *Myokardinfarkt*. Das ist zwar eine umständliche Formulierung, aber in der Regel meine ich dieses Spektrum, wenn ich über die Art von Erkrankungen spreche, zu der auch der Herzinfarkt gehört.

Bis vor Kurzem ging man davon aus, dass die meisten Herzinfarkte durch eine fortschreitende Verengung aufgrund von Plaqueablagerungen in den großen zum Herzen führenden Arterien verursacht würden. Man nahm an, dass es sich bei der Plaque um Cholesterinablagerungen im Arterienlumen (dem Inneren des Gefäßes) handelte, die schließlich die Blutzufuhr zu einem bestimmten Bereich des Herzens unterbrechen. Das führt zu einem Sauerstoffmangel in diesem Bereich, der zunächst Schmerzen (Angina pectoris) und in der Folge einen Myokardinfarkt (Herzinfarkt) verursacht. Die einfache Lösung bestand darin, die Stenose (Verengung beziehungsweise Verschluss) zu beseitigen, und zwar entweder mittels einer Angioplastie oder einer Gefäßstütze (Stent), oder, falls dies nicht möglich war, den Bereich mit einer koronaren Bypass-Operation zu umgehen. Einfaches Problem, einfache Lösung.

Allerdings traten bei dieser Theorie zunehmend Probleme auf. Ein umfangreicher Bericht über die Wirksamkeit von Bypässen, Stents und Angioplastien, der im Jahr 2003 von der Mayo Clinic veröffentlicht wurde[5], kam zu folgenden Ergebnissen:

1. Eine Bypass-Operation lindert die Symptome (Brustschmerzen).
2. Eine Bypass-Operation verhindert zukünftige Herzinfarkte nicht.
3. Nur Hochrisikopatienten, das heißt Patienten, deren Leben akut bedroht ist, profitieren von einer Bypass-Operation (das heißt, sie verbessert ihre Überlebenschancen).

Mit anderen Worten: Der Goldstandard in der Behandlung von Arterienverschlüssen – die Operation – bietet bestenfalls einen minimalen Nutzen. Das liegt daran, dass großflächige, stabile Verschlüsse – die das Gefäß zu mehr als 90 Prozent blockieren – in fast 100 Prozent der Fälle vollständig von den kollateralen Blutgefäßen kompensiert werden.[6] In der Tat ist es eine irrige Vorstellung, dass das Herz ausschließlich von den vier großen Gefäßen mit Blut versorgt wird. Schon bald nach der Geburt entwickelt das normale Herz ein ausgedehntes Netz von kleinen Blutgefäßen, die sogenannten Kollateralgefäße, die eine eventuelle Unterbrechung des Blutflusses in einem (oder mehreren) der großen Gefäße ausgleichen. Diese Kompensation durch die Kollateralgefäße ist deutlich in einem Video (»Heart Catheter Film«) zu sehen, das Dr. Knut Sroka für seine Website *www.heartattacknew.com* produziert hat.

Wie Sroka in seinem Video ganz richtig zeigt, ist die Koronarangiografie – die den Blutfluss in den Kollateralgefäßen nicht abbildet und durch die Injektion eines starken Kontrastmittels unter hohem Druck Spasmen in den Koronararterien verursacht – ein notorisch ungenaues Instrument zur Beurteilung des Ausmaßes der Gefäßstenose und der Durchblutung des Herzens. Die meisten Bypässe, Stents und Angioplastien werden bei Patienten mit minimaler Symptomatik durchgeführt, die eine mehr als 90-prozentige Verengung in einer oder mehreren Koronararterien aufweisen. Der Ausfall dieser Arterien wird in fast allen Fällen durch die Kollateralgefäße vollständig kompensiert; die Operation stellt den Blutfluss nicht wieder her, weil der Körper bereits selbst einen Bypass angelegt hat. Fragen Sie sich selbst: Wenn es wahr wäre, dass sich für eine Arterie, die zu mehr als 90 Prozent verschlossen war, keine Umgehungskreisläufe gebildet haben, wie kann die betreffende Person dann noch leben? Ist es einleuchtend, dass eine Person einen Herzinfarkt erleidet, wenn die Stenose von 93 Prozent auf 98 Prozent ansteigt? Doch das ist es, worauf die meisten Verfahren abzielen – die Stenose zu beheben –, was, wie Srokas Video zeigt, tatsächlich keinerlei Auswirkung auf die Stärke des Blutflusses hat. Wenig überraschend zeigt denn auch Studie um Studie, dass diese Verfahren den Patienten keinen nennenswerten Nutzen bringen.

Auf einer Konferenz in Nordkalifornien, an der ich teilnahm und auf der ich einen Vortrag hielt, berichtete beispielsweise ein Kardiologe über eine Studie, an der er während seiner Facharztausbildung im ländlichen Alabama mitgearbeitet hatte. In dieser Studie wurden Angiografien – Kontrastmittelinjektionen in die Koronararterien, um Verengungen aufzuspüren – bei Männern durchgeführt, die mit

Brustschmerzen zum Arzt gekommen waren. Diejenigen, bei denen eine einzelne Arterie verengt war, erhielten keine Behandlung, und die Forscher prognostizierten, in welchem Teil ihres Herzens ein späterer Herzinfarkt gegebenenfalls auftreten würde. Natürlich prognostizierten alle Forscher, dass dies der Teil des Herzens sein würde, der von der verengten Koronararterie versorgt wurde. Viele der Männer erlitten tatsächlich später einen Herzinfarkt, aber zur Überraschung der Forscher hatten weniger als 10 Prozent einen Herzinfarkt in dem Bereich des Herzens, der von der schon früher verengten Arterie versorgt wurde.

Aus diesen Gründen wird das Modell der stabilen Plaques von der konventionellen Kardiologie allmählich zugunsten eines anderen Modells der Ätiologie von Herzinfarkten aufgegeben, das, wie sich herausstellt, fast ebenso wenig stichhaltig ist.

Wir sind uns also jetzt weitgehend einig, dass der langjährige Schwerpunkt der Kardiologie – die stabile, fortschreitende, kalziumhaltige Plaque, das, was wir jahrelang mit Bypässen und Stents behandelt haben, das, wofür wir CT-Scans Ihrer Arterien machen, das, wovon wir Ihnen gesagt haben, es wäre von Cholesterinablagerungen in Ihren Arterien verursacht, das, worauf eine fettarme, kohlenhydratreiche, weitgehend vegetarische Diät wie das Ornish-Programm ausgerichtet war – für die Ätiologie von Herzinfarkten eigentlich gar keine so große Rolle spielt.

Aber die konventionelle medizinische Denkweise konzentriert sich immer noch auf die Arterien. Hier kommt nun die instabile oder vulnerable Plaque ins Spiel. Dieser heimtückische Geselle verursacht eigentlich keinen großflächigen Verschluss, sondern ist eine eher weiche, »schaumige« Plaque, die sich unter bestimmten Umständen (wir wissen nicht, welchen) rasch entwickelt und die Arterie abrupt verschließt, wodurch ein Sauerstoffdefizit entsteht, gefolgt von Angina pectoris und Ischämie (Unterbrechung der Blutzufuhr). Diese weiche Plaque ist vermutlich eine Kombination aus entzündlichen »Ablagerungen« und Low-Density-Lipoprotein (LDL), den beiden Faktoren, gegen die wir mit Statinpräparaten angehen. Weil solche Ablagerungen in den Arterien eines jeden Menschen zu jeder Zeit entstehen können, sollte, so die Überlegung, jeder zur Vorbeugung von Herzinfarkten Statine einnehmen. (Manche Leute befürworten sogar, dem Leitungswasser therapeutische Dosen von Statinen zuzusetzen.[7]) Angiografie-Studien werden eingesetzt, um die Entwicklung dieser instabilen Plaque als Beweis dafür anzuführen, dass sie die wahre Ursache der meisten Herzinfarkte ist.

Wenn eine Person einen Herzinfarkt erleidet, bildet sich häufig in einem Gefäß des Herzens ein Blutgerinnsel (akute Thrombose). Dies ist jedoch eine *Folge* und nicht die Ursache des Infarkts. Wie oft kommt das eigentlich vor? Nun, zunächst einmal ist es wichtig, sich die pathologischen Untersuchungen anzusehen, denn sie sind die einzige genaue Methode, um herauszufinden, was tatsächlich passiert ist, im Gegensatz zu Angiografien, die irreführend sind und zahlreiche Artefakte erzeugen. Immer wenn man ein schwermetallhaltiges Kontrastmittel unter hohem Druck in eine Arterie einbringt (und genau das geschieht bei der Angiografie), reagiert die Arterie mit einem Krampf. Stellen Sie sich also vor, Sie haben eine Arterie, bei der 50 Prozent des Querschnitts im Inneren durch Plaque blockiert ist. Dann wird ein starkes Kontrastmittel in die Arterie gedrückt, was dazu führt, dass die Muskelwand der Arterie krampft; plötzlich ist der Innenraum schmaler. Da die Plaquemenge dabei unverändert bleibt, sieht es also aus, als ob die Plaque die Arterie zu 70 Prozent oder mehr blockiert. Dies ist ein »Artefakt«, verursacht erst durch die krampfauslösende Tendenz der Untersuchung, was dann zu einer Überbewertung des prozentualen Anteils der Stenose beziehungsweise der Verengung führt.

Die erste große pathologische Studie an Menschen, die an einem Herzinfarkt verstorben waren, wurde in den 1970er-Jahren durchgeführt. Sie ergab, dass eine für einen Herzinfarkt ausreichende Stenose nur in 20 Prozent der Fälle vorlag.[8] Und in der größten jemals durchgeführten Studie dieser Art – deren Ergebnisse im Jahr 2004 veröffentlicht wurden –, bei der die Autopsien von Patienten ausgewertet wurden, die an Herzinfarkten verstorben waren, fanden Giorgio Baroldi und Malcolm D. Silver in 41 Prozent der Fälle eine ausreichende Stenose als Ursache des Herzinfarkts.[9] Weiterhin stellten sie fest, dass, je größer die nekrotische Fläche war, desto häufiger eine Stenose vorlag, und je mehr Zeit zwischen Herzinfarkt und Eintritt des Todes vergangen war, desto höher war der Prozentsatz der Stenose – zwei Erkenntnisse, die einige nachfolgende Forscher nutzten, um die Stenosehäufigkeit künstlich aufzublähen, indem sie sich nur auf sehr schwere Herzinfarkte oder die Fälle konzentrierten, in denen die Patienten das Ereignis relativ lange überlebten.

Es gibt noch einen weiteren Grund, das Paradigma der Koronararterien in der Ätiologie von Herzinfarkten infrage zu stellen. Nach diesem Paradigma führen Arterienverschlüsse zu Ischämie, indem sie die Blutzufuhr und damit die Sauerstoffversorgung des Gewebes unterbrechen. Wenn jedoch während eines Herzinfarktes der Sauerstoff (pO2) in den Herzmuskelzellen genau gemessen wird, lässt sich daraus bei einem sich entwickelnden Herzinfarkt kein Sauerstoffdefizit erkennen.[10] Der Sauerstoffgehalt bleibt während des gesamten Ereignisses unverändert. (Ich werde auf dieses Konzept in Kapitel 7 zurückkommen, wenn ich beschreibe, was sich bei jedem sich entwickelnden Herzinfarkt, der jemals untersucht wurde, *tatsächlich* verändert.) Wenn ein Verschluss der Koronararterien der Mechanismus ist, durch den die Sauerstoffzufuhr zu den Herzmuskelzellen unterbrochen wird, sich die Sauerstoffversorgung des Herzens aber in Wirklichkeit nicht verändert, was genau geht dann vor und führt zu einer Gewebsnekrose im Herzen?

Thrombosen im Zusammenhang mit Herzinfarkten sind ein reales Phänomen, aber in keiner pathologischen Studie wurden sie bei mehr als 50 Prozent der Todesfälle gefunden, was die Frage aufwirft: Warum erlitten die anderen 50 Prozent einen Herzinfarkt? Außerdem zeigen pathologische Studien deutlich, dass sich Thrombosen erheblichen Ausmaßes oft erst *nach* dem Infarkt bilden, was wiederum die Frage aufwirft, was den Herzinfarkt überhaupt verursacht hat. Die Tatsache, dass Thrombosen mit Herzinfarkten korrelieren, erklärt, warum Notfallmaßnahmen unmittelbar nach einem Herzinfarkt hilfreich sein können, um den Blutfluss bei denjenigen Patienten wiederherzustellen, bei denen dieser Teil des Herzens nicht ausreichend über Umgehungskreisläufe versorgt wird. (Zur Erinnerung: Die einzigen Patienten, die von Bypässen und Stents profitieren, sind die Patienten im kritischsten beziehungsweise im Akutstadium.) Wenn aber das Paradigma der Koronararterien in der Ätiologie von Herzinfarkten mit so vielen Ungereimtheiten behaftet ist und eine so unvollkommene und wenig überzeugende Erklärung für die Ursache von Herzinfarkten liefert, bleibt die Frage: Was ist *tatsächlich* die Ursache von Herzinfarkten?

KAPITEL 7

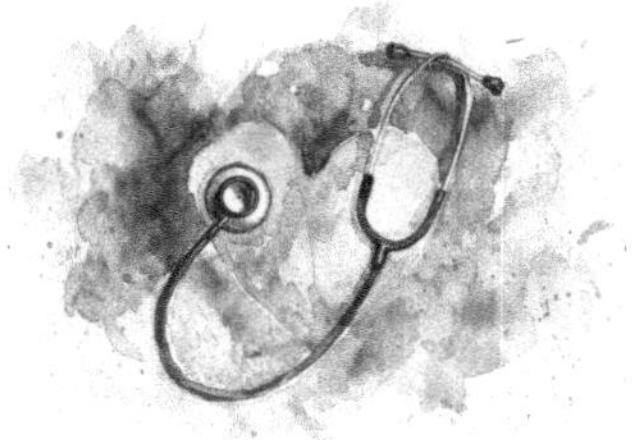

# Was tatsächlich Herzinfarkte verursacht

Jede wissenschaftlich exakte Theorie der Ursachen des Herzinfarkts muss die Risikofaktoren mit einbeziehen, deren Auswirkungen auf Herzkrankheiten und Herzinfarkte am schwerwiegendsten sind. Das sind: das männliche Geschlecht, Diabetes, Rauchen und chronischer psychischer/emotionaler Stress. Bezeichnenderweise findet sich zwischen keinem dieser Risikofaktoren und einem pathologischen Geschehen in den Koronararterien ein direkter Zusammenhang. Diabetes und Zigarettenkonsum verursachen Erkrankungen in den Kapillaren, nicht in den großen Gefäßen, und Stress hat, soweit wir wissen, keine direkte Auswirkung auf die Herzkranzgefäße. Außerdem zeigte sich bei allen der vier wichtigsten Medikamente der modernen Kardiologie (Betablocker, Nitrate, Aspirin und Statine) in den letzten 5 Jahrzehnten ein gewisser Nutzen für Herzpatienten – wenn auch ausnahmslos mit gravierenden Nachteilen verbunden. Auch dies ist bei einer umfassenden Theorie über die Ursache von Herzinfarkten zu berücksichtigen.

Die wahre Revolution in der Prävention und Behandlung von Herzkrankheiten hat mit dem autonomen Nervensystem zu tun. Lassen Sie uns zunächst einige kurze (und zugegebenermaßen stark vereinfachte) Hintergrundinformationen durchgehen. Der Mensch besitzt zwei verschiedene Nervensysteme. Das zentrale Nervensystem steuert die bewussten Funktionen wie die der Muskeln und Nerven. Das autonome (oder unbewusste) Nervensystem steuert die Funktion unserer inneren Organe.

Das autonome Nervensystem besteht aus zwei Komponenten, die sich bei einem gesunden Menschen immer in einem Gleichgewichts- und gleichzeitig auch Bereitschaftszustand befinden. Das sympathische oder Kampf-oder-Flucht-Nervensystem hat seinen Sitz im Nebennierenmark und nutzt die chemische Substanz Adrenalin, um unserem Körper mitzuteilen, dass Gefahr im Anzug ist. Hierbei wird eine Reihe biochemischer Reaktionen ausgelöst, deren Kern die glykolytischen Stoffwechselwege bilden, sie beschleunigen den Abbau von Glukose als schnell verfügbare Energie, die uns dann für die Flucht zur Verfügung steht.

Die parasympathische Komponente hingegen hat ihren Sitz in der Nebennierenrinde und nutzt die Neurotransmitter Acetylcholin, Stickstoffmonoxid und zyklisches Guanosinmonophosphat als chemische Vermittler. Sie ist der Teil des autonomen Nervensystems, der für Entspannung und Verdauung zuständig ist. Der Nerv der parasympathischen Kette, der das Herz innerviert, wird Vagusnerv genannt. Er lässt das Herz langsamer und ruhiger schlagen, im Gegensatz dazu bewirkt die sympathische Komponente, dass der Herzschlag sich beschleunigt, wobei der Herzmuskel sich kontrahiert. Die meisten Herzerkrankungen sind auf ein Ungleichgewicht zwischen diesen beiden Komponenten zurückzuführen.

Wenn man die Veränderungen der Herzfrequenz aufzeichnet, erhält man eine genaue Echtzeit-Darstellung dieser beiden Komponenten des autonomen Nervensystems. Mit dieser Methode konnte in vier Studien gezeigt werden, dass bei Patienten mit ischämischen Herzerkrankungen die parasympathische Aktivität im Durchschnitt um mehr als ein Drittel verringert ist.[1] Je schwerer der Myokardinfarkt, desto geringer ist in der Regel die parasympathische Aktivität.[2]

Außerdem geht etwa 80 Prozent der ischämischen Ereignisse zunächst eine chronische Verminderung der parasympathischen Aktivität voraus, die auf Rauchen, emotionalen Stress, Inaktivität, ungesunde Ernährung, Bluthochdruck oder – häufig – eine Kombination dieser Faktoren zurückzuführen ist. Auf diese folgt dann ein signifikanter, oft drastischer Anstieg der Sympathikusaktivität, beispielsweise durch ein akutes traumatisches Ereignis oder körperliche Anstrengung.[3] Menschen mit normaler parasympathischer Aktivität, bei denen ein abrupter Anstieg der Sympathikusaktivität eintritt (durch körperliche Aktivität oder häufig einen emotionalen Schock), erleiden keinen Herzinfarkt. Mit anderen Worten, ohne eine vorausgegangene Verringerung der parasympathischen Aktivität führt die Aktivierung des sympathischen Nervensystems nicht zu einem Herzinfarkt.[4] Der Mensch soll und kann durchaus auch Zeiten übermäßiger Sympathikusaktivität überstehen; das gehört zum Leben. Gefährlich für unsere Gesundheit ist es jedoch, wenn unsere parasympathische, also lebenserhaltende Aktivität ständig und anhaltend zu niedrig ist.

Es hat sich gezeigt, dass die Vagusaktivität bei Frauen stärker ist als bei Männern, was wahrscheinlich der Grund für die unterschiedliche Häufigkeit von Myokardinfarkten bei Männern und Frauen ist.[5] Bluthochdruck, Rauchen, Diabetes sowie körperliche und emotionale Belastungen führen sämtlich zu einer Abnahme der Vagusaktivität.[6] Mit anderen Worten: Alle maßgeblichen Risikofaktoren regulieren nachweislich die Aktivität des regenerativen Nervensystems im Herzen herunter.

Andererseits regen die wichtigsten in der Kardiologie verwendeten Medikamente – die Nitrate – die Produktion von Distickstoffoxid an, was das parasympathische Nervensystem heraufreguliert. Aspirin und Statinpräparate stimulieren ebenfalls die Produktion von Distickstoffoxid und Acetylcholin, zwei der wichtigsten Botenstoffe des parasympathischen Nervensystems. Ab einer gewissen Menge bewirken sie allerdings, dass die Produktion dieser Substanzen wieder abnimmt, was dann die parasympathische Aktivität weiter reduziert. Und schließlich werden Betablocker (die zur Behandlung von Herzrhythmusstörungen und zur Vorbeugung gegen einen zweiten Herzinfarkt eingesetzt werden) deswegen als Betablocker bezeichnet, weil sie die Aktivität des sympathischen Nervensystems blockieren. Mit anderen Worten, all diese Maßnahmen tragen dazu bei, dass das Gleichgewicht im autonomen Nervensystem gewahrt bleibt. Ebenso wie die Risikofaktoren beeinflussen sie die Bildung von Plaque und Stenosen nur in geringem Maße.

Was ist also die Abfolge der Ereignisse, die zu einem Herzinfarkt führen?

In der überwiegenden Mehrheit der Fälle ist der pathologische Verlauf auf eine verminderte tonische Aktivität des parasympathischen Nervensystems zurückzuführen. In der Folge kommt es zu einem Anstieg der Aktivität des sympathischen Nervensystems, in der Regel durch einen körperlichen oder emotionalen Stressor. Dies steigert die Adrenalinproduktion, wodurch die Herzmuskelzellen angewiesen werden, durch aerobe Glykolyse Glukose abzubauen. (Erinnern Sie sich, der Blutfluss, gemessen am Sauerstoffgehalt der Zellen, hat sich nicht verändert.) Dadurch wird der Stoffwechsel des Herzens umgelenkt, und zwar weg von seinen bevorzugten und effizientesten Energiequellen, den Ketonen und Fettsäuren. Dies erklärt, warum sich Herzpatienten oft müde fühlen und warum eine fettreiche und glukosearme Ernährung für die Gesundheit des Herzens entscheidend ist.

Als Folge der erhöhten Sympathikusaktivität und der daraus resultierenden Glykolyse kommt es zu einem dramatischen Anstieg der Milchsäureproduktion in den Herzmuskelzellen. Dies geschieht in praktisch 100 Prozent der Herzinfarkte, ohne dass ein Koronararterienmechanismus beteiligt sein muss.[7] Der Anstieg der Milchsäure führt zu lokaler Azidose, wodurch kein Kalzium mehr in die Zellen gelangen kann und die Zellen sich weniger stark kontrahieren können.[8] Diese Unfähigkeit zur Kontraktion verursacht lokale Ödeme, Hypokinese oder schwächt die Funktion der Muskeln in den Herzwänden (das Kennzeichen einer ischämischen Erkrankung, wie es in EKGs und nuklearen Thallium-Stresstests zu sehen ist), und die Ansammlung von Milchsäure in den Zellen führt schließlich zur Nekrose des Gewebes, was wir einen Herzinfarkt nennen.

Das lokale Gewebeödem verändert zudem die Hämodynamik der in diesem Herzabschnitt verlaufenden Arterien und verursacht einen Druck, der zur Ruptur instabiler Plaque führt, wodurch die Arterie noch stärker verengt wird und die Hämodynamik in diesem Bereich des Herzens sich noch weiter verschlechtert. Nur so lässt sich die Ruptur der Plaques und ihre Rolle bei der Entstehung eines Herzinfarkts erklären und die Frage beantworten, wann und wie man dagegen vorgehen sollte (das heißt nur in den kritischsten, akuten Situationen). Es ist die einzige Erklärung für die Gesamtheit der Phänomene, die wir im Zusammenhang mit Herzkrankheiten beobachten.

Wenn wir also Herzinfarkten vorbeugen wollen, müssen wir die Aktivität des Parasympathikus schützen, Medikamente einsetzen, die sie unterstützen, und das Herz mit dem versorgen, was es braucht. Fürsorge für das parasympathische Nervensystem bedeutet, dass wir eine Lebensweise aufgeben müssen, für die der Mensch schlecht geeignet ist. Und diese Lebensweise ist meiner Ansicht nach die, die für die industrielle Zivilisation charakteristisch ist. Doch wissen wir auch, was unser parasympathisches Nervensystem aufbaut, nämlich der Kontakt mit der Natur, liebevolle Beziehungen, Vertrauen, wirtschaftliche Sicherheit und Sex – in gewissem Sinne eine ganz neue Welt.

Das Medikament, welches das parasympathische Nervensystem in jeder Hinsicht unterstützt, ist ein Präparat aus der *Strophanthus*-Pflanze namens Ouabain oder g-Strophanthin. g-Strophanthin – dessen Bildung durch Statinpräparate gehemmt wird – ist ein körpereigenes Hormon, das in der Nebennierenrinde aus Cholesterin gebildet wird und zwei Dinge bewirkt, die für die Gesundheit des Herzens entscheidend sind und die kein anderes Medikament leisten kann. Zum einen stimuliert es die Produktion und Freisetzung von Acetylcholin, des wichtigsten Neurotransmitters für das parasympathische Nervensystem. Zweitens, und das ist entscheidend, wandelt es Milchsäure – das gravierendste Stoffwechselgift in diesem Prozess – in Pyruvat um, einen der bedeutendsten und bevorzugten Energieträger für die Herzmuskelzellen. Mit anderen Worten, es wandelt ein Gift in einen Nährstoff um. Vielleicht ist diese »Magie« der Grund, warum es in der chinesischen Medizin heißt, dass die Nieren (das heißt die Nebennieren, in denen Ouabain gebildet wird) das Herz nähren. In all den Jahren, in denen ich meine Praxis betreibe, habe ich keinen einzigen Patienten gehabt, der während der Einnahme von Ouabain einen Herzinfarkt erlitt. Es ist ein wahres Geschenk für das Herz.

Diese Auffassung von Herzkrankheiten zeigt uns auch den Weg zu einer herzgesunden Ernährung, die reich an gesunden Fetten und fettlöslichen Nährstoffen ist und wenig von den verarbeiteten Kohlenhydraten und dem Zucker enthält, die praktisch das Kennzeichen der industriellen Zivilisation sind.

Man könnte sich fragen, warum, wenn Herzkrankheiten eine Krankheit der industriellen Zivilisation sind, die Vereinigten Staaten nicht die weltweit höchste Rate an Herzkrankheiten haben, oder warum innerhalb der Vereinigten Staaten die Südstaaten eine höhere Rate an Herzkrankheiten aufweisen als die – in der Regel – schnelllebigeren Staaten des Nordostens. Die Antwort ist, dass die industrielle Zivilisation mit ihren Auswirkungen mittlerweile die gesamte Welt erfasst hat; sie prägt nicht mehr nur den Lebensstil in Amerika. Gerade in den ärmsten Ländern und unter den Armen in den wohlhabenden Ländern ist der Stress am größten, die Giftbelastung am höchsten, die Ernährung am schlechtesten und sind die Möglichkeiten und Ressourcen für einen gesunden Lebensstil am stärksten begrenzt.

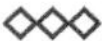

Häufig sagen mir meine Patienten, dass sie die entscheidende und weitgehend ignorierte Rolle des autonomen Nervensystems bei der Entstehung von Herzinfarkten zwar verstehen und akzeptieren können, sich aber dennoch fragen, ob Arteriosklerose nicht doch eine Rolle spielt und, falls ja, ob es einen natürlichen Ansatz zur Behebung oder Verhinderung der Entwicklung von Koronarablagerungen gibt. Die Sklerose der Koronararterien ist eine *Folge* einer Stoffwechselstörung im Herzen und kann tödlich sein, wenn die Umgehungskreisläufe die verengte Arterie nicht ausreichend kompensieren. Dennoch muss gesagt werden, dass der Umgehungskreislauf eine Verengung zwar in der Regel kompensieren kann, dies aber nicht bedeutet, dass Plaquebildung eine positive Entwicklung ist. Arteriosklerose versteift und verengt die Blutgefäße, wodurch der Blutfluss weniger kräftig ist. Auch hier ist es wichtig zu verstehen, warum dies geschieht und wie wir es verhindern oder, wenn es auftritt, beheben können.

Wenn Sie sich noch einmal ins Gedächtnis rufen, wie Wasser in hydrophilen Röhren und Blut in Gefäßen fließt, erinnern Sie sich vielleicht daran, dass in das System ein schützendes Element eingebaut ist. Die Ausschlusszone, oder strukturierte Schicht, ist eine dicke, zähflüssige, negativ geladene Schicht, die am Inneren des Gefäßes anhaftet. Pollack nannte sie Ausschlusszone, weil sie von Natur aus die Tendenz hat, alle gelösten Substanzen auszuschließen und alle anderen negativ geladenen Teilchen abzustoßen. Diese Ausschlussschicht dient als Schutz gegen korrosive Substanzen, die die darunter liegende Gefäßwand beschädigen würden.

Wenn die Flüssigkeitsschicht in der Ausschlusszone nicht optimal ausgebildet ist, vor allem an stark beanspruchten Stellen in den Blutgefäßen, führt dies zu einer Schädigung des Gefäßes, die pathologisch als Entzündung zu betrachten ist. Besteht diese Entzündung unkontrolliert fort, so wird der Körper natürlich versuchen, die geschwächte Arterie zu versteifen, damit sie dem Druck des Blutstroms standhalten kann. Er tut dies, indem er eine Art Gipsverband aus Kalzium an der Innenwand der Arterie und sogar im Wandinneren anlegt. Dies nennen wir Plaque. Plaque ist der Kompensationsmechanismus des Körpers für eine geschwächte Arterie. Um Plaque zu reduzieren, müssen wir die Bildung der Ausschlusszone unterstützen, die Entzündung reduzieren und Kalzium an den richtigen Ort (die Knochen) leiten.

Um die Bildung der Ausschlusszone zu unterstützen, nutzen wir Phänomene, die nachweislich den Wasserfluss in den Röhren erhöhen und die Energie für die Bildung dieser Zonen liefern. Pollacks Experimente haben gezeigt, dass die drei stärksten Energiequellen für die Strukturierung von Wasser die Energie aus dem Sonnenlicht, das elektromagnetische Feld der Erde und die Infrarotenergie sind, die von jedem anderen Lebewesen ausgeht – die Energie der Handflächen ist ein besonders wirksames Mittel, um den Fluss des Blutes und des Wassers anzuregen. In Kapitel 11 werde ich ausführlich darlegen, wie das Trinken von strukturiertem Wasser, insbesondere von Wasser, das ORME/ORMUS enthält, die Strukturierung der Flüssigkeiten in unserem Körper unterstützen kann. Aber letztendlich läuft es schlicht und einfach darauf hinaus, dass regelmäßiger Kontakt mit der Natur, Licht von Sonne und Mond, Kontakt mit Tieren und körperliche Berührung von anderen Menschen entscheidend für unsere Gesundheit sind.

Der zweite Schritt ist die Verringerung von Entzündungsvorgängen im Körper und in den Blutgefäßen. Immer mehr Kardiologen erkennen den Zusammenhang zwischen einem erhöhten C-reaktiven Proteinwert (ein Messwert für Entzündungen) und Herzkrankheiten.

Während einige Kardiologen Statinpräparate zur Senkung des C-reaktiven Proteins empfehlen, liegt ein sichereres Vorgehen, das an der Ursache der Entzündung ansetzt, in der Behandlung der Hyperinsulinämie, das heißt der erhöhten Insulinspiegel im Blut. Zu einer Hyperinsulinämie beziehungsweise einem metabolischen Syndrom kommt es, wenn zwischen der Menge an Kohlenhydraten, die ein Mensch zu sich nimmt, und der Menge der Kohlenhydrate, die der Mensch braucht, ein chronisches Ungleichgewicht besteht. Zu viele Kohlenhydrate zwingen den Körper, mehr Insulin zu produzieren, damit der Blutzuckerspiegel unterhalb des diabetischen Bereichs bleibt. Dieser Insulinüberschuss führt langfristig zu Fettleibigkeit (Insulin ist das hormonelle Signal, Fett zu speichern), zu Typ-II-Diabetes (eine Krankheit, die durch chronisch hohe Insulinspiegel und in der Folge durch eine Resistenz gegen diese hohen Insulinspiegel ausgelöst wird, wodurch der Blutzuckerspiegel zu steigen beginnt), zu Bluthochdruck (Insulin bewirkt, dass der Körper Flüssigkeit zurückhält, wobei es durch die im Kreislauf zirkulierende hohe Flüssigkeitsmenge zu erhöhtem Blutdruck kommt) und zu Entzündungen. In den Gelenken verursachen Entzündungsvorgänge Arthritis und in den Blutgefäßen Arteriosklerose. Ein vernünftigerer Ansatz als die Einnahme entzündungshemmender Medikamente mit toxischen Eigenschaften ist eine Ernährungsumstellung nach dem Vorbild der ausgewogenen Ernährung der noch traditionell lebenden Völker, also der Menschen, die ein langes, gesundes Leben ohne Herzkrankheiten führen. Ein Beispiel für ein Ernährungsprogramm finden Sie in Anhang A. Ebenso sollte Sally Fallons Buch über traditionelle Ernährungsweisen, *Das Vermächtnis unserer Nahrung*, Ihr ständiger Begleiter werden.

Der nächste Schritt zur Vorbeugung oder in manchen Fällen sogar Behebung von Arteriosklerose besteht im reichlichen Verzehr von Fetten, die das wichtige fettlösliche Vitamin K2 enthalten. Weston A. Price ist der Verfasser des Buchs *Ernährung und körperliche Degeneration*, einer Chronik des gesundheitlichen Verfalls bei indigenen

Völkern, die ihre traditionelle Ernährung zugunsten von industriell hergestellten Lebensmitteln aufgaben, und entdeckte als Erster die Bedeutung des Nährstoffs, den er »Aktivator X« nannte. Die höchsten Mengen dieses Nährstoffs, der seiner Aussage nach entscheidend für die richtige Mineralisierung der Zähne und Knochen ist, fand er im Fett (Rahm) aus der Milch von Kühen, die sich von schnell wachsendem frischem Gras ernähren. Aus diesem Rahm stellte er ein zentrifugiertes Produkt her, das er Butteröl nannte, und verwendete es zur Behandlung zahlreicher Krankheiten, unter anderem sogar einige erfolgreiche Remineralisierungen von Zähnen mit Kariesbefall und Kavitationsbildung.[9] Die moderne Forschung hat nun gezeigt, dass dieser »Aktivator X«, der heute als Vitamin K2 bekannt ist, in erster Linie die Funktion hat, dass Kalzium nicht mehr in den Weichteilen (zum Beispiel den Arterien) abgelagert wird, sondern in den Knochen und Zähnen, wo es hingehört. Die Verwendung hoher Dosen von modernem Butteröl oder Emu-Öl (das einen noch höheren Gehalt an diesem wichtigen Vitamin K2 aufweist) kann in Verbindung mit einer ansonsten gesunden Ernährung zur Auflösung von Kalkablagerungen in den Herzkranzgefäßen führen, da die Entzündung abklingt, die Ausschlusszone wieder aufgebaut wird und die schützende Plaqueschicht nicht mehr notwendig ist.

Die letzte Intervention sowohl zur Vorbeugung als auch gegebenenfalls zur Behandlung des Spektrums von Angina pectoris, instabiler Angina pectoris und Myokardinfarkt ist die Anwendung der verstärkten externen Gegenpulsation (enhanced external counter pulsation/EECP), einer Technik, mit der in mehr als 80 Prozent der Fälle eine koronare Bypass-Operation oder Stent-Implantation vermieden werden können.[10] Aufgrund ihres Erfolgs stellt die EECP die Annahme infrage, dass die Koronardurchblutung in erster Linie von den vier großen Koronararterien abhängig ist. Bei der EECP liegt der Patient auf einer Liege und bekommt um beide Beine und das Becken aufblasbare »Ballons« angelegt. Das Gerät synchronisiert den Zeitpunkt des

Aufblasens der Ballons mit dem EKG, sodass die Ballons jeweils dann Druck auf die Beine und das Becken geben, wenn sich das Herz in der Diastole (entspannte Phase) befindet. Die gut einstündige Behandlung wird 7 Wochen lang fünfmal pro Woche durchgeführt. Nach dieser Zeit hat das venöse Blut unter dem genau getimten Druck, dem es von außen ausgesetzt wurde, im Herzen einen neuen Umgehungskreislauf geschaffen. Im Grunde handelt es sich hierbei um einen externen, nicht toxischen Bypass, bei dem allerdings der Brustkorb nicht geöffnet und kein neues großes Gefäß eingesetzt werden muss, das sich nur wieder zusetzen würde. Stattdessen imitiert die EECP die Natur - sie nutzt den Fluss des Blutes, um einen Umgehungskreislauf auszubilden. Bei der Mehrheit der Patienten verschwinden die Angina-Pectoris-Symptome, es kommt nicht zu Herzinfarkten, die Blutgefäße werden kräftiger und flexibler, und die Besserung hält 3–7 Jahre an, ohne dass Nebenwirkungen auftreten.[11]

KAPITEL 8

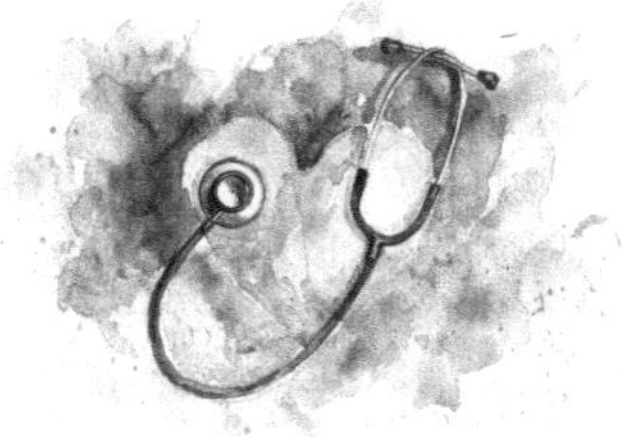

# Aufbruch zu neuen Ufern

Es war Mitte der 1990er-Jahre und ich Anfang 40, als mir allmählich immer klarer wurde, dass die Zeichen in meinem Leben auf Veränderung standen. Meine Ehe war zwar auseinandergegangen, aber ich war zufrieden und ausgefüllt von meinem Leben in einer kleinen Stadt in New Hampshire, der Leitung meiner Praxis, dem Studium der anthroposophischen Medizin und der Erziehung meiner Kinder gewesen. Allmählich ergriff mich jedoch eine Unruhe, so als ob etwas, das bis dahin richtig gewesen war, jetzt nicht mehr richtig war. Obwohl ich noch keine wirkliche Ahnung hatte, warum oder wohin ich als Nächstes gehen wollte, begann ich, mich nach einem neuen Ort zum Leben umzutun.

Vor allem war ich von meiner anthroposophisch-medizinischen Praxis zunehmend enttäuscht. Nicht nur, dass ich bei meinen Patienten nicht die Ergebnisse erzielte, die ich mir für sie wünschte, ich war auch des Jargons zunehmend müde, mit dem anthroposophische Ideen häufig diskutiert wurden. Wenn wir zum Beispiel über den Kreislauf sprachen, sagten wir, es sei eigentlich der Ätherleib, eine Art geistige Kraft, die das Blut zum Fließen bringt. Ich hatte kein Problem mit geistigen Kräften, aber ich musste trotzdem wissen, wie die Ätherkräfte das Blut bewegen. Ätherkräfte allein waren für mich als Erklärung nicht mehr akzeptabel.

Leider bot die anthroposophische Medizin, wie schon so vieles in meinem Leben, keinen Wegweiser zur Beantwortung oder auch nur zur Untersuchung dieser Fragen. Diese Unzufriedenheit und der ausbleibende Erfolg bei meinen Patienten brachten mich zu der Erkenntnis, dass nicht nur das System der anthroposophischen Medizin nicht die Perspektive war, von der aus ich die Welt verstehen konnte, sondern dass überhaupt kein vorgegebenes System mir eine solche Perspektive bieten würde. Ich musste selbst herausfinden, wie ich Medizin praktizieren und wie ich das Leben sehen, angehen und verstehen wollte. Es wurde mir klar, dass niemand mir je diese Antwort auf einem Silbertablett servieren würde – zumindest keine Antwort, die mich zufriedenstellen würde.

Das Problem war, dass ich nach einem Jahrzehnt, in dem ich reine anthroposophische Medizin praktiziert hatte, meine Patienten also nach den »Regeln« der Anthroposophie behandelt hatte, dies für mich persönlich zwar als durchaus reizvolle Übung empfand, aber bei meinen Patienten keine optimalen Ergebnisse erzielte. Ich bin mir immer noch nicht ganz sicher, warum sie nicht so gut funktioniert, wie sie »sollte«, aber sie funktioniert nicht – so war jedenfalls meine Erfahrung. Infolgedessen kam die anthroposophische Medizin als primärer therapeutischer Ansatz für mich nicht mehr infrage. Ich musste einen anderen Weg finden, der das ganze Panorama an Fragen einbezog, die mir bewusst geworden waren und auf die ich meine Arbeitsweise gründen wollte.

Das war zwar etwas beunruhigend, aber es gab mir die Freiheit, mir die wichtige Frage zu stellen: »Wie geht es weiter?« Diese Offenheit für eine neue Sicht auf die Medizin, für ein neues Verständnis der tiefsten Prozesse des Lebens, für einen neuen Wohnort, für neue Menschen in meinem Leben war ein wenig beängstigend, aber mir doch weitgehend vertraut. Ich war bereits zu Hause in der Ungewissheit des

Lebens. Und dass ich mich in dieser Sphäre der Ungewissheit nicht unwohl fühlte, ermöglichte mir die Begegnung mit zwei der wichtigsten Menschen, die je in mein Leben getreten sind.

Ich hatte mich schon seit mindestens meinen späten Teenagerjahren mit Nahrung als Medizin beschäftigt, mit der Ökologie der Lebensmittel und allem, was mit Lebensmitteln zu tun hat. Später hatte ich einige Zeit am Hippocrates Health Institute verbracht, Makrobiotik bei Michio Kushi in Boston studiert und die erste Solidarische Landwirtschaft in den Vereinigten Staaten mitbegründet. Ich hatte an mir selbst und meinen Patienten so ziemlich jede Diät ausprobiert, die es gab. Und obwohl die Arbeiten von Weston A. Price mich immer fasziniert hatten, fand ich keine Möglichkeit, seine Schriften in der Praxis anzuwenden: Wie und was sollte man am Ende des 20. Jahrhunderts essen, nachdem sich die Welt seit seinen Untersuchungen so stark verändert hatte? Man findet bei ihm klare Aussagen zur Bedeutung der Ernährung und von Lebensmitteln, die auf gesundem Boden wachsen, aber nichts Genaues darüber, was ein moderner Mensch essen sollte, das den traditionellen Ernährungsweisen entsprechen könnte.

Dann las ich ein Interview mit Sally Fallon über ihr kurz zuvor erschienenes Buch *Das Vermächtnis unserer Nahrung*. Als ich am Ende des Interviews angelangt war, wollte ich einerseits diese Frau unbedingt kennenlernen und war andererseits irritiert, dass nach all der Zeit, in der ich mich mit dem Studium von Lebensmitteln beschäftigt hatte, sie eindeutig mehr darüber wusste als ich. Ich rief sie sofort an, fragte sie, woher sie wusste, was sie wusste, und lud sie ein, ihr erstes öffentliches Seminar in meiner Praxis in New Hampshire abzuhalten.

Bei diesem Treffen beschlossen wir, zusammen ein Buch über Ernährung, Medizin und Bewegung zu schreiben. Daraus wurde schließlich in Zusammenarbeit mit Jaimen McMillan, einem Freund von mir, der die Bewegungskunst namens Spatial Dynamics (Raumdynamik) entwickelt hat, *The Fourfold Path to Healing.*

Während unserer Arbeit an dem Buch in den folgenden Jahren unterstützte ich Sally bei der Gründung der Weston A. Price Foundation, die heute zu einer wichtigen Stimme der Bewegung für traditionelle Ernährung weltweit geworden ist. Mit ihrem enormen Wissen hat Sally die Naturkostbewegung in den Vereinigten Staaten revolutioniert. Sie ist weitgehend dafür verantwortlich, dass Lebensmittel wie Knochenbrühe, Butter, Ghee, Kokosöl, fermentiertes Gemüse und Kombucha heute verfügbar sind. Und die soziale Bewegung, die mit *Das Vermächtnis unserer Nahrung* und der Weston A. Price Foundation entstanden ist, hat maßgeblich zum Aufschwung von kleinen Bauernhöfen und Lebensmittelunternehmen beigetragen.

Im Verlauf der 15-jährigen Zusammenarbeit mit Sally, bei der wir die jährlichen Fourfold-Konferenzen organisiert, *The Fourfold Path to Healing* und später *The Nourishing Traditions Book of Baby & Child Care* geschrieben und jedes Jahr Vorträge auf der Wise Traditions Conference der Weston A. Price Foundation gehalten haben, begann ich meine eigene Stimme zu finden. Es heißt ja manchmal, dass sich das Leben nur durch unsere Verbindungen mit anderen Menschen entfaltet. Es ist zu einem großen Teil meiner Verbindung zu Sally Fallon und ihrer Unterstützung zu verdanken, dass ich einen wichtigen Schritt in meiner beruflichen Entwicklung tun konnte.

Und dann – völlig untypisch für mich – betrat ich am 11. August 1998 einen Donut-Laden in Fair Oaks, Kalifornien. Ich war dorthin gekommen, um an meiner letzten anthroposophischen Veranstaltung teilzunehmen, zu einer Zeit, als mir immer klarer wurde, dass ich meinen eigenen Weg finden musste. Ich war eingeladen worden, einen Vortrag über die heilenden Aspekte von Märchen zu halten, eines jener Themen, über die jeder anthroposophische Arzt Bescheid wissen muss, insbesondere über die esoterische Bedeutung hinter der Erzählung. Aber ich war auch hingefahren, um mich mit einem guten Freund zu treffen, der ebenfalls als Referent eingeladen worden war. Bei meiner Ankunft erfuhr ich, dass mein Freund in letzter Minute abgesagt hatte.

Es lief also nicht wie geplant, ich war frustriert, und noch dazu war es an diesem Tag fast 40 Grad heiß. Ich hörte mir einige der Vorträge an, hielt meinen Workshop und wollte eigentlich nur nach Hause. Es gab eine Theatervorstellung, die ich einfach nicht bis zum Ende durchhalten konnte. Ich ging also früher, genervt und hungrig, und hielt unerklärlicherweise auf dem Heimweg an einem Donut-Laden an. Ich bestellte einen Frozen Yogurt, drehte mich in der Schlange um, sah diese Person und wusste augenblicklich – aber welches Wort kann so einem Augenblick überhaupt gerecht werden? –, dass sie meine Seelenverwandte war. Innerhalb von Minuten war mir klar, dass ich, auch wenn sie vielleicht anderer Meinung war, meinerseits alles tun würde, was in meiner Macht stand, um für den Rest meines Lebens nie mehr ohne diese Frau zu sein.

Diejenigen von Ihnen, die einen solchen Moment erlebt haben, wissen, dass Worte einfach nicht erfassen können, was manche Menschen als Gefühl bezeichnen würden, was aber in Wirklichkeit viel mehr ist als das. Nie in meinem Leben war ich so sicher gewesen, etwas zu wissen, es wirklich zu wissen, nicht, etwas zu denken oder gar zu fühlen. Zu beschreiben, was ich sah, wird der Erfahrung nicht gerecht. Es war nicht nur, dass sie die schönste Frau war, die ich je gesehen hatte, obwohl sie das war. Es war nicht ihr magisches Lächeln, obwohl sie das hat. Es war nicht eine Art von Anmut und Zartheit, wie man ihr selten begegnet, obwohl sie auch die hat. Es war, dass ich zum ersten Mal spürte, dass ich meiner anderen Hälfte, meiner Partnerin im Leben begegnet war. Es war das Ergreifen der Hand eines anderen Menschen und die Erkenntnis, mit einem Gefühl nahezu unermesslicher Erleichterung, dass ich nicht mehr allein war.

5 Tage später, auf dem Heimweg von Kalifornien nach New Hampshire, schmiedete ich Pläne, wie es gelingen könnte, dass wir heirateten und ich einen Weg fand, eines Tages in ihre geliebte Heimat San Francisco zu ziehen. Es war völlig verrückt, aber ich wusste mit absoluter Klarheit – und sie würde es natürlich selbst entscheiden –, dass ich das durchziehen würde. Wie Lynda sagt, es war, als träfe man eine Entscheidung, wo es gar keine andere Wahl gab. Unser gemeinsamer weiterer Weg war vorherbestimmt.

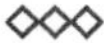

Während sich all dies in meinem Leben abspielte, spürte ich, dass es Zeit war für die nächste Kanutour, eine Tour, auf der mein Herz mich daran erinnern sollte, dass der alte Freund in meinem Inneren noch da war.

Die ersten gemeinsamen Jahre, bis wir einen Weg fanden, wie wir beide nach San Francisco gehen konnten, lebten Lynda und ich in New Hampshire. Wir schafften uns ein bildschönes hölzernes Kanu an, brachten damit viele Abende auf den zahlreichen kleinen Seen im Süden von New Hampshire zu und unternahmen ein paar kurze Kanu-Campingtouren. Als die Zeit dann gekommen war, zogen wir nach San Francisco, wo wir unser neues Heim einrichteten und eine neue Praxis für mich eröffneten. Es war eine aufregende Zeit für uns, mit vielen neuen Dingen, die es zu entdecken galt, und auf meinem Programm stand eine Reise zu dem einen großen Ziel für Kanutouren in Nordamerika, das ich noch nicht kannte – die Boundary Waters Canoe Area Wilderness im Norden von Minnesota. Mit seiner ausgedehnten Kette von Seen und kleinen Inseln fast ohne Straßen oder andere Zugänge ist dieses unberührte Gebiet das Kronjuwel des Kanu-Campings.

# Kapitel 8

Ich organisierte die Reise, traf die Vorbereitungen und flog dann mit Lynda nach Ely, Minnesota, um eine Woche in der Wildnis zu verbringen. Lynda war ein wenig unsicher, aber sie war ein guter Kumpel und machte bereitwillig mit. Der erste Tag und die erste Nacht waren wunderschön, mit klarem Wasser, uralten Malereien auf riesigen Felsblöcken, die einen majestätischen See umrahmten, und dem Zelten am Ufer unter leuchtenden Sternen an einem pechschwarzen Himmel.

Am nächsten Tag brauchten wir allerdings viel zu lange, bis wir unseren Zeltplatz gefunden hatten. In aller Eile schlugen wir unser Lager auf. Ich war gerade beim Holzhacken, als ich eine SVT-Attacke bekam und mein Herz zu rasen anfing. In den paar Jahren zuvor war das immer häufiger passiert, zwischen zwei- und zehnmal pro Woche, oft ohne dass ich mich besonders angestrengt hatte, sondern einfach nur, wenn mir etwas bange zumute war – etwa wenn ich einen öffentlichen Vortrag vor einem großen Publikum halten sollte. Es war wie bei Wasser, das ein Flussbett hinunterfließt: Je öfter das Wasser durch eine bestimmte Rinne fließt, desto tiefer höhlt es die Rinne aus, sodass es im Lauf der Zeit immer leichter und öfter diesen Weg nehmen kann. Und es wurde immer schwieriger, meinen Puls wieder in den Normalbereich zu bringen. Ich ging dazu über, auf stressigere oder anstrengendere Ausflüge Betablocker mitzunehmen.

Mitten in der tiefsten Wildnis, mit keiner Menschenseele in der Nähe außer Lynda, bekam ich es mit der Angst zu tun. Ich wusste, dass Angst ein »Fehler« war, weil sie meinen Zustand nur verschlimmern würde, aber ich konnte kaum etwas dagegen tun. Ich nahm einen Betablocker und tat all die Dinge, die ich normalerweise tue, um mein Herz wieder in seinen normalen Rhythmus zu bringen: Ich legte mich hin, hob die Knie über den Kopf, machte das Valsalva-Manöver, massierte meine Halsschlagader, atmete tief – alles Dinge, von denen man weiß, dass sie eine SVT lindern. Es wurde nicht besser. Zum ersten Mal schaffte ich es nicht, sie in den Griff zu bekommen. Ich war beunruhigt, aber ich wollte auch unbedingt vor Einbruch der Dunkelheit das Camp aufbauen, also tat ich weiter, was dafür nötig war, was ebenfalls ein Fehler war.

Schließlich, nach einer Stunde mit einem Puls von 200 Schlägen pro Minute, legte ich mich auf dem Waldboden hin und versuchte so, mein Herz zu beruhigen. Weil die Mücken mich nicht in Ruhe ließen, zog ich um ins Zelt, legte mich zuerst auf meinen Schlafsack und dann auf Lyndas Schoß und konzentrierte mich ganz darauf, mein rasendes Herz zu beruhigen. Jetzt bekam ich auch noch Platzangst, sodass meine Angst immer größer wurde. Das machte es noch schwerer, meinen Körper unter Kontrolle zu bekommen, und es wurde immer beängstigender. Stunden vergingen. Ich lag still, meditierte, versuchte alles Mögliche, aber nichts funktionierte. Lynda las mir aus einem Buch mit indianischen Geschichten und Gedichten vor. Immer noch wirkte nichts. Gegen 2:00 Uhr morgens begann ich zu husten. Ich bekam keine Luft mehr und hustete schaumiges Sputum aus. Hier lag ich, mit Herzversagen auf einer abgelegenen Insel im Norden Minnesotas. Ich würde sterben, dachte ich, innerhalb von Stunden.

Ich hatte mich manchmal gefragt, wie sich das wohl anfühlen würde, oder was ich in einem solchen Moment denken würde. Zu irgendwelchen tieferen Erkenntnissen gelangte ich allerdings nicht. Ich dachte nur: »Ich will Luft kriegen.« Aber ich musste auch eine Entscheidung treffen: Sollte ich noch einen Betablocker nehmen, um zu sehen, ob dies das Rasen stoppen würde, obwohl ich wusste, dass sich die Herzinsuffizienz dadurch verschlimmern konnte? Ich nahm die nächste Tablette und schlief fast sofort in Lyndas Armen ein.

Eine Stunde später wachte ich auf und flüsterte Lynda zu: »Es ist vorbei.« Lynda antwortete – und ich höre noch, wie sie das sagt, als wäre es gestern gewesen – »Lieg still.« Ich döste bis zum Morgengrauen, meine Atmung erholte sich allmählich. Ich war erschöpft.

◇◇◇

Lynda beschloss, mit dem Kanu Hilfe zu holen. Sie konnte nicht so gut paddeln wie ich, und sie war noch nie allein gepaddelt, aber sie paddelte mit dem Kanu durch eine starke Strömung zur nächstgelegenen Insel. Sie zog das Kanu an Land, verkeilte es zwischen ein paar Felsen und kletterte eine steile Böschung hinauf, voller Angst, rückwärts den Abhang hinunter und ins Wasser zu stürzen. Auf der Insel fand sie an einem Strand ein »geparktes« Kanu und entdeckte in der Nähe ein Paar mittleren Alters beim Frühstück. Sie brach in Tränen aus – was Lynda sonst eigentlich nie tut – und erzählte unsere Geschichte.

Diese wunderbaren Menschen halfen ihr, wieder zu Atem zu kommen, brachten sie und unser Kanu zurück auf unsere Insel und erkannten, in welchem Zustand ich mich befand. Sie paddelten 3 Stunden lang zu einer der wenigen Stellen in dem Seengebiet, wo Motorboote durchfahren konnten. Dort warteten sie, bis ein vorbeifahrendes Boot anhielt und über Funk Hilfe anforderte. Auf einer Karte konnte dieses Ehepaar unsere Insel genau lokalisieren, sodass ein kleines Team von Rettungskräften mit einem Wasserflugzeug kommen und uns nach Ely ausfliegen konnte.

Mittlerweile hatte sich mein Puls wieder normalisiert, und ich bekam wieder besser Luft, allerdings war ich so erschöpft wie noch nie in meinem Leben. Aber weil ich inzwischen wusste, dass die Gefahr vorüber war, wehrte ich mich dagegen, ins Krankenhaus zu fahren. Lynda machte mir klar, dass sie »jetzt die Entscheidungen treffen« würde, und so fuhren wir hin.

Der Arzt in der Notaufnahme in Ely dachte irrtümlicherweise, ich hätte einen leichten Herzinfarkt gehabt, ausgelöst von der Belastung durch den anhaltend schnellen Puls, und bestand darauf, mich mit dem Krankenwagen in die regionale Herzklinik in Duluth zu schicken. Dort wurde ich von einem freundlichen Kardiologen untersucht, den ich davon überzeugen konnte, dass es am besten sei, meinen Zustand zu beobachten und nicht einzugreifen. Am nächsten Tag wurde ich mit der Anweisung entlassen, Betablocker einzunehmen, bis ich wieder zu Hause war, und einen Elektrophysiologen aufzusuchen, um eine Ablation (Laserabtragung) einer überzähligen Leitungsbahn vornehmen zu lassen, damit so etwas nie wieder passieren würde. Lynda, die sich ermutigt fühlte, weil sie noch andere Meinungen als meine zu möglichen Behandlungsoptionen gehört hatte, und die wusste, wie sehr die SVT mein Leben beeinträchtigte, überredete mich ein paar Monate später »liebevoll« zu diesem Eingriff. (Man könnte es auch »zwingen« oder »beschwatzen« nennen, denn ich war zugegebenermaßen ein widerspenstiger Patient.) Das ist jetzt 10 Jahre her, und die Symptome sind seitdem nie wieder aufgetreten.

Letzten Endes war unsere Reise zu den Boundary Waters ernüchternd und aufschlussreich und löste bei mir eine sehr intensive Gewissensprüfung aus. Sie milderte meine manchmal übermäßig scharfe Kritik an der Gerätemedizin. Und sie brachte mich dazu, den nächsten Schritt zum Verständnis des Herzens zu tun. Die Ablation motivierte mich, herauszufinden, was wirklich im Herzen passiert und warum das Herz krank wird. Seltsamerweise führte mich dieser Weg zum Wasser und zur Bewegung des Wassers sowie zur Bedeutung der Liebe für die Erhaltung der Gesundheit des Herzens. Ganz ähnlich wie diese letzte Kanutour.

KAPITEL 9

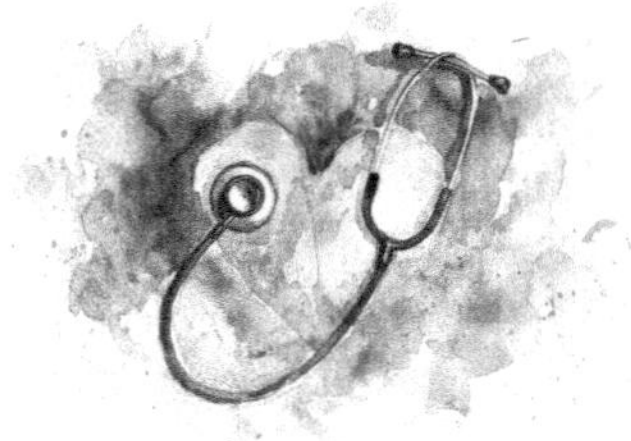

# Die Behandlung des Herzens

Seit etwa 12 Jahren verfolge ich einen neuen Behandlungsansatz bei meinen Patienten, die an Angina pectoris, instabiler Angina pectoris und Myokardinfarkt leiden. Diese Patienten kommen in den unterschiedlichsten Stadien von Krankheit und Gesundheit zu mir. Einige kommen wegen einer familiären Vorgeschichte von Herzkrankheiten und wünschen eine präventive Behandlung. Andere kommen, weil bei ihnen mit oder ohne körperliche Anstrengung Brustschmerzen auftreten. Und manche kommen mit der Begründung, sie hätten »hohe Cholesterinwerte« und ihnen sei gesagt worden, sie bräuchten eine lebenslange Behandlung mit Medikamenten, die sie aber nicht einnehmen wollen – entweder weil sie sie ausprobiert und die Nebenwirkungen nicht vertragen haben oder weil es sich für sie einfach nicht richtig anfühlt.

Aber die meisten meiner Herzpatienten kommen nach einem Herzinfarkt, häufig nach einer Bypass-Operation oder nachdem ihnen mehrere Stents eingesetzt wurden. Diese Patienten fühlen sich nach der Operation oft besser, was nicht verwunderlich ist – Bypässe und Stents lindern die Symptome. Die Patienten spüren aber auch drei Dinge sehr klar. Erstens sind sie seit dem Herzinfarkt und den

Eingriffen, denen sie sich unterzogen haben, »nicht mehr dieselben«. Häufig ist das ein vages Gefühl: Sie haben nicht mehr so viel Energie, sie fühlen sich weniger vital oder es fehlt einfach etwas. Oft schieben sie es auf das Älterwerden, aber das Gefühl ist dennoch eindeutig da und für die meisten dieser Menschen beunruhigend.

Die zweite Erfahrung ist ähnlich, hat aber mehr mit den Nebenwirkungen der Medikamente zu tun, die Herzpatienten nach einem Herzinfarkt oder einer Angina pectoris verschrieben werden. Mit Statinpräparaten fühlen sie sich schwach und können ihren gewohnten Aktivitäten nicht mehr nachgehen; ihr Gedächtnis lässt nach, und sie erleben eine ungewohnte Lethargie. Auch die Betablocker machen sie müde, gehen oft mit Erektionsstörungen und einer neuen, für sie ungewöhnlichen Depression einher. Von den blutverdünnenden Medikamenten, meist Plavix und Aspirin, bekommen sie Blutergüsse und deshalb Angst vor dem Risiko potenziell tödlicher innerer Blutungen. Meine Patienten sind wache, informierte Menschen; die Kontroversen um die langfristige Einnahme dieser Medikamentencocktails sind ihnen durchaus bekannt. Wie viele von uns stellen sie eine einfache und klare Frage: Gibt es für meine Krankheit nicht eine Behandlungsmöglichkeit, die mich stärker und gesünder macht, anstatt meinen Zustand immer weiter zu verschlechtern? Es ist diese Frage, mehr als alles andere, die die Menschen zu mir führt.

Ich sage vielen meiner Patienten, dass ich an die Amboss-Theorie der Medizin glaube: Nehmen wir an, Sie neigen nicht zu Kopfschmerzen. Dann gehen Sie eines Tages die Straße entlang und ein Amboss fällt Ihnen auf den Kopf. Seitdem haben Sie jeden Tag Kopfschmerzen. Wahrscheinlich kommt das von dem Amboss.

Einige Ärzte glauben nicht an die Amboss-Theorie. Ein Kollege von mir war Fliegerarzt bei der Luftwaffe. Bei seiner jährlichen Untersuchung wurde ihm gesagt, sein Cholesterinspiegel sei zu hoch und er müsse das Statinpräparat Lipitor einnehmen, wenn er weiterhin fliegen wolle. Ein paar Wochen nachdem er mit der Einnahme von Lipitor begonnen hatte, erlitt er beim Fliegen eine Episode von Amnesie. Er fragte seinen Arzt, ob sie auf das Lipitor zurückzuführen sei, und erhielt die Antwort, das sei nicht der Fall. Mein Kollege war misstrauisch geworden, setzte das Medikament ab und erlitt keine weitere Amnesie-Episode. Ein Jahr später, nachdem er wieder mit der Einnahme begonnen hatte, damit er weiterhin fliegen konnte, hatte er eine erneute Episode von Amnesie. Sein Arzt beteuerte wie schon zuvor, dass sie *nicht* durch das Lipitor verursacht worden sei. Mein Kollege begann mit eigenen Forschungen über etwaige Zusammenhänge und richtete eine Website ein, um Berichte von anderen Patienten über Statinpräparate zu sammeln. Inspiriert durch die Erfahrungen Tausender von Menschen, die an den gleichen Symptomen litten, schrieb er schließlich ein Buch mit dem Titel *Lipitor: Thief of Memory*, in dem die Mechanismen beschrieben werden, durch die Statinpräparate das Gedächtnis beeinträchtigen. Das Geschilderte veranschaulicht nicht nur eine der Gefahren von Statinpräparaten, sondern auch, dass viele Ärzte entweder nicht an den Amboss glauben oder, selbst wenn sie es tun, sich nicht die Zeit nehmen, ihren Patienten die richtigen Fragen zu stellen oder sich gar ihre Geschichte anzuhören. Als Arzt möchte ich diesen Fehler niemals machen.

Wenn also ein Herzpatient – oder überhaupt ein Patient – zu mir kommt, beginne ich immer mit der Frage: »Was ist Ihnen passiert?« Eine andere Möglichkeit, diese Frage zu stellen, ist: »Erzählen Sie mir, wann Sie sich das letzte Mal gut gefühlt haben, und beschreiben Sie dann, wie es seitdem weiterging.« Mit anderen Worten: Erzählen Sie mir Ihre Geschichte. Das Überzeugendste an diesem Ansatz ist für mich, dass Patienten im Allgemeinen und Herzpatienten im Besonderen mir nicht nur von den Amboss-Ereignissen erzählen; sie haben ein intuitives Gefühl dafür, dass ihre Herzkrankheit mit anderen Dingen zusammenhängt – den Verlusten, dem Stress, der Liebe und den Herausforderungen in ihrem Leben.

Ich ermutige sie, Dinge zu erwähnen, von denen ihnen gesagt wurde, dass sie nichts mit der Herzkrankheit zu tun haben. Herzkrankheiten sind, wie wir gelernt haben, nicht nur die Plaque in den Herzkranzgefäßen. Ich suche nach den Ereignissen in ihrem Leben, die zu einer Unterdrückung ihres parasympathischen Nervensystems geführt haben – ihres Gefühls des Wohlbefindens in ihrem Leben. Wir beginnen die Therapie also mit ihrer Geschichte und mit besonderer Aufmerksamkeit für bestimmte Ereignisse in ihrem Leben. Dies wirkt an sich schon oft kathartisch und ist ein erster Schritt zur Heilung eines kranken Herzens.

Wenn ein Patient seine Geschichte erzählt, gebe ich niemals Ratschläge oder äußere eine Meinung dazu, ob ein bestimmtes Ereignis die Ursache der Herzkrankheit ist. Ich habe zu viel Respekt vor den inneren Prozessen im Leben eines Menschen, als dass ich mich auf diese Weise einmischen würde. Es geht einfach um die Erzählung des eigenen Lebens – oder möglicherweise deren Wiederholung –, und es ist sehr wirkungsvoll. Die Geschichte und das Erzählen sollten nicht kommentiert oder korrigiert werden. Wenn der Arzt es richtig macht, ist dies vielleicht der therapeutischste Schritt auf dem Weg zur Genesung, den viele Menschen jemals erleben – dass ihnen mit Empathie zugehört wird. In unserer Kultur bedeutet es in der Tat eine Revolution für die medizinische Praxis, dem Patienten erst einmal zuzuhören. Das ist immer der Ausgangspunkt. Und hoffentlich findet die Patientin beim Erzählen ihrer Geschichte heraus, was ihr Amboss war, und kann mit dieser Erkenntnis beginnen, ihr Leben zu ändern.

Dann machen wir weiter: Was essen Sie? Wann und wie schlafen Sie? Womit verbringen Sie die meiste Zeit des Tages? Wie bewegen Sie Ihren Körper? Sitzen Sie die meiste Zeit? Mit wem verbringen Sie Ihre Zeit? Wie sind Ihre familiären Beziehungen und all die anderen einzelnen Dinge, die ein Leben ausmachen?

Bei den Antworten eines Patienten auf diese Fragen höre ich auf das Herz des Patienten. Es gibt Hinweise darauf, dass der Kern unserer Persönlichkeit, unsere wesentlichen Einstellungen und unsere Grundtendenzen in unserem physischen Herzen beheimatet sind (siehe Kapitel 12). Ich möchte das Herz des Menschen verstehen, der bei mir sitzt, und ich möchte, dass er sich selbst hört, wenn er die Einzelheiten seines Lebens schildert. Vor unserer Behandlung ernährte er sich vielleicht nur unregelmäßig, er hat die meiste Zeit seinen Körper nicht bewegt, und er war oft ängstlich und deprimiert wegen seiner Krankheit und anderer Dinge in seinem Leben, wenn auch vielleicht nur unterschwellig. Im weiteren Verlauf unserer Behandlung werden wir zu seiner Geschichte im Detail zurückkehren und so erfahren und verstehen, wie es um sein Herz bestellt ist.

Als Nächstes führe ich eine körperliche Untersuchung durch, um ein Gefühl dafür zu bekommen, wie stabil der Körper ist. Wie ist der Blutdruck? Wie ist der Puls – nicht nur seine Frequenz, sondern auch seine Beschaffenheit, Stärke und Stabilität? Ist der Puls schwach und zaghaft, kräftig und federnd, unregelmäßig und sprunghaft? Dies hilft mir, das Wesen des Patienten zu verstehen, der mich um Hilfe bittet. Ich betrachte die Augen, die Iris, die Zunge. Ist dies ein geschwollener, feuchter Mensch oder ein trockener, eher verwelkter Typ? Das kann ich sehen und verstehen, indem ich die Zunge untersuche.

Ich höre Herz und Lunge ab. Insbesondere höre ich auf die Qualität von zwei verschiedenen Herztönen. Man kann das Herz an mindestens fünf verschiedenen »Orten« abhören. An jedem dieser Orte ist einer der beiden Herztöne stärker oder schwächer. Beginnen Sie am oberen Rand der linken Seite des Brustbeins und arbeiten Sie sich am linken Rand des Brustbeins entlang bis zur Herzspitze, hören Sie auf die unterschiedliche Intensität (Lautstärke) der beiden Töne. Bei einem gesunden Menschen sind die beiden Töne ganz unten an der linken Seite des Brustbeins gleich stark. Diese gleiche Intensität deutet darauf hin, dass die Einflüsse des sympathischen Nervensystems von oben (Kopf, Nervensystem) sich in diesem zentralen Punkt des Herzens, an dem sie zusammentreffen, im Gleichgewicht mit den Einflüssen des Parasympathikus von unten (Stoffwechsel) befinden. Und so sollte es sein.

Wir streben ein Gleichgewicht an. Die Kräfte des Sympathikus und des Parasympathikus sollten sich in ihrer Intensität am linken unteren Rand des Herzens die Waage halten. Hier sollten die beiden Herztöne gleich intensiv sein. Man hört »lub-dub«. Am oberen linken Rand des Brustbeins, wo der erste Ton, der des Nervensystems, betont ist, hört man »LUB-dub«. Am Apex oder direkt unter der Mamillarlinie, wo der zweite, oder Stoffwechselton, am lautesten und intensivsten ist, sollte man so etwas wie »lub-DUB« hören.

Bei einem ausgeglichenen autonomen Nervensystem sollten die Herztöne an der unteren linken Grenze des Brustbeins gleich intensiv sein. Wenn sie hier nicht im Gleichgewicht sind, sagt mir das, welcher Teil des autonomen Nervensystems dominiert. Bei der Mehrzahl der Menschen mit Herzerkrankungen dominiert das sympathische Nervensystem. Das hört man an einem »LUB-dub«-Geräusch bis hin zur Herzspitze. Im Laufe der Therapie können wir beobachten, ob sich das allmählich verbessert.

Von dort aus taste ich den Bauchraum ab. Ich achte insbesondere auf geschwollene Organe, vor allem auf eine gestaute Leber, die darauf hindeutet, dass der Stoffwechsel belastet und krank ist. Schließlich untersuche ich die Beine auf Anzeichen für geschwollene oder gestaute Venen (wo der Blutkreislauf beginnt, wie in Kapitel 2 beschrieben). Ich achte auf Ödeme oder Schwellungen in den Beinen, die auf eine beeinträchtigte Durchblutung hinweisen. Nachdem ich mir die Geschichte des Patienten angehört und eine Untersuchung durchgeführt habe, habe ich nicht nur ein Gefühl für sein Leben und die Stabilität seines Körpers, sondern auch dafür, wie gut das autonome Nervensystem im Gleichgewicht und wie gut der Kreislauf der betreffenden Person ist.

Als Nächstes kommen wir zu den Tests. Im Allgemeinen gehe ich hier minimalistischer vor als die meisten Kollegen. Die wichtigsten Tests, die ich mir ansehe, wenn ich eine Person mit bekannten oder vermuteten Herzproblemen untersuche, sind HbA1c, hsCRP und ein

Belastungs-EKG. Der HbA1c-Wert, auch bekannt als glykiertes Hämoglobin, zeigt uns den durchschnittlichen Blutzuckerwert der letzten 8 Wochen an. Er liefert die genaueste Einschätzung des Blutzuckerspiegels, zeigt, ob ein Diabetes oder Prädiabetes vorliegt, und gibt Hinweise darauf, wie gesund der Stoffwechsel insgesamt ist. Eine Person mit einem konstanten HbA1c-Wert von weniger als 5,3 weist in der Regel keine Anzeichen für eine Herzerkrankung irgendeiner Art auf. Aus einem solchen Wert lässt sich auf eine gute Blutzuckerregulierung, niedrige Insulinwerte, eine minimale oder nicht vorliegende Entzündung und – vor allem – auf das Fehlen von Erkrankungen der kleinen Gefäße (Kapillaren) schließen. Je höher der A1c-Wert, desto wahrscheinlicher wird es, dass wir auf derartige Probleme stoßen. Ein Wert über 6,2 ist ein deutlicher Hinweis auf erhebliche Plaquebildung sowie auf eine Störung des Herzstoffwechsels, ein Ungleichgewicht im autonomen Nervensystem und Erkrankungen der kleinen Gefäße. Dies können wir dann mit einem Ernährungs- und Bewegungsprogramm zur Wiederherstellung des Stoffwechsels angehen.

Das hsCRP – hochsensibles C-reaktives Protein – ist ein Entzündungsmarker, der normalerweise mit dem A1c-Wert zusammenhängt. Dieser Wert gibt Aufschluss über Entzündungen in den Blutgefäßen. Ein idealer Wert liegt unter 0,5. Liegt er nahe bei 3 oder darüber, so liegt typischerweise eine erhebliche Entzündung vor. Bei einem solchen Wert zeigen sich erste Anzeichen von Plaquebildung und Erkrankungen der kleinen Blutgefäße. Auch dagegen können wir mit der Verordnung eines bestimmten Ernährungs- und Bewegungsprogramms angehen.

Das Belastungs-EKG schließlich bewertet die Fähigkeit des Herzens, sich unter der Belastung durch körperliche Anstrengung zu bewegen. Das Herz muss beweglich und flexibel sein. Ein steifer oder unflexibler Bereich des Herzens, den Kardiologen als blockierte Arterie interpretieren, bedeutet, dass alle Stoffwechselprozesse, die zu einer normalen Muskelbewegung führen, in diesem Bereich des Herzens beeinträchtigt sind. Der Blutfluss sowohl durch die großen (Koronararterien) als auch die kleinen Gefäße (Kapillaren) wirkt sich auf die Integrität der Herzmuskelzellen und ihre Fähigkeit aus, Nährstoffe zu verstoffwechseln und Abfallprodukte auszuscheiden. Daher hat der Blutfluss auch Einfluss auf die Bewegungen des Herzens als Ganzes, und genau das wird beim Belastungs-EKG gemessen. Die Fähigkeit des Herzens zu gesunder Bewegung wird unter anderem beeinflusst durch den Stoffwechsel, das Vorliegen beziehungsweise Nichtvorliegen einer Entzündung und das Gleichgewicht oder Ungleichgewicht im autonomen Nervensystem. Wenn wir eine eingeschränkte Beweglichkeit des Herzens feststellen, prüfen wir, ob unsere Herztherapie ein normales Bewegungsmuster des Herzens wiederherstellen kann.

Nachdem ich mir die Geschichte eines Patienten angehört, eine körperliche Untersuchung durchgeführt und die Ergebnisse der Tests angesehen habe, können wir zur Behandlung übergehen, die in einem nochmaligen Erzählen der eigenen Geschichte, einer Umstellung der Ernährung, der Aufnahme bestimmter Bewegungsprogramme, in Medikamenten (insbesondere *Strophanthus*-Extrakt oder g-Strophanthin/Ouabain) und EECP besteht.

Die Einzelheiten einiger dieser Interventionen habe ich in Kapitel 7 beschrieben, darunter eine Ernährung nach den Grundsätzen von *Das Vermächtnis unserer Nahrung* mit viel Fett und wenig Kohlenhydraten. Sie ist besonders wirksam bei der Behandlung der Stoffwechseldefekte, die sich in den der Herzerkrankung zugrunde liegenden erhöhten A1c- und hsCRP-Werten äußern. Im Bereich Bewegung besteht die Behandlung, wenn möglich, in täglich mindestens 30 Minuten Barfußgehen, insbesondere am Strand für diejenigen, die nah am Meer wohnen, oder wenn Barfußgehen nicht möglich ist, 30 Minuten pro Tag zügiges Gehen im Freien. 30 Minuten Gehen auf einem Laufband pro Tag ist die drittbeste Option.

Der Nutzen des Barfußgehens oder der »Erdung« beruht auf denselben Einflüssen, die Wasser in Bewegung versetzen (siehe Kapitel 2). Die Bewegung des Wassers (das heißt des Blutes) ist ein wichtiger Bestandteil des gesunden Kreislaufs, zu dem auch das Herz gehört. Ein erhöhter Blutfluss bedeutet einen erhöhten Stoffwechsel, der die Gesundheit der Herzmuskulatur wiederherstellt. Zügiges Barfußgehen ist ein Schlüssel zur Verbesserung des Blutflusses und der Durchblutung insgesamt.

Die andere wichtige Bewegungsstrategie zur Verbesserung des Muskelstoffwechsels, einschließlich des Herzens, und zur Förderung der Bildung neuer kleiner Blutgefäße ist ein hochintensives Krafttraining einmal wöchentlich. Hierfür kommt etwa das SuperSlow-Programm von Ken Hutchens infrage, aber jede Art von ähnlichem hochintensivem Training wird ebenfalls funktionieren. Diese Art von Training fördert das Muskelwachstum und die Bildung neuer Blutgefäße, die das Muskelwachstum unterstützen. Am besten wird es unter der Aufsicht eines Trainers durchgeführt, der helfen kann, ein persönliches Krafttrainingsprogramm zu entwickeln.

Die medikamentöse Behandlung ist in der Regel einfach und unkompliziert. Zwei- bis dreimal täglich werden 3 Milligramm g-Strophanthin eingenommen, in der Regel als Erstes am Morgen sowie am Abend. *Strophanthus* ist auch als Extrakt erhältlich, in diesem Fall sollte man dreimal täglich 5–20 Tropfen vor den Mahlzeiten einnehmen. Dabei sollte man das Medikament eine Minute lang im Mund behalten, da es über die Mundschleimhaut am besten aufgenommen wird. (Man könnte die Kapsel aufbrechen und das reine g-Strophanthin-Pulver eine Minute lang im Mund behalten, aber da es unglaublich bitter ist, probieren die meisten Menschen dies nur einmal.)

Je nachdem, wie der oder die Betreffende auf das Medikament anspricht, wird die Dosis nach oben oder unten angepasst. Dies ist sehr wichtig, und aus diesem Grund sollte man am besten mit einem Arzt zusammenarbeiten, der im Umgang mit g-Strophanthin (oder

*Strophanthus*-Extrakt) Erfahrung hat. Negative Auswirkungen sind selten, aber jeder Mensch muss die optimale Dosis finden, unabhängig davon, ob Kapseln oder Flüssigextrakte eingenommen werden. Die Wirkung, die wir anstreben, ist ein Gefühl der Linderung der Symptome. Dies können ein gleichmäßigerer Herzrhythmus, Nachlassen der Schmerzen, erhöhte Ausdauer, geringere psychische Anspannung, besserer Schlaf und ein insgesamt besserer Gesundheitszustand sein. Nach einigen Monaten prüfen wir, ob sich das Belastungs-EKG verbessert hat, was auf einen insgesamt verbesserten Stoffwechsel des Herzens hinweist. Wenn wir die wirksamste Dosis für den Patienten gefunden haben, behalte ich sie in der Regel bis auf Weiteres, in vielen Fällen für den Rest seines Lebens bei.

G-Strophanthin ist noch nicht – oder nicht mehr, je nachdem, wie man es betrachtet – allgemein verfügbar. Vor vielen Jahren wurde g-Strophanthin in Kapselform in den Vereinigten Staaten als verschreibungspflichtiges Medikament verkauft. Vor einigen Jahrzehnten verschwand es in den Vereinigten Staaten vollständig, war aber in Deutschland und Europa weiterhin rezeptfrei erhältlich. Derzeit ist die weltweit einzige mir bekannte Quelle, die Kapseln mit reinem g-Strophanthin herstellt, eine Rezepturapotheke in Deutschland. Und die einzige mir bekannte Quelle für den Extrakt ist ein Unternehmen in Brasilien, das den Extrakt aus *Strophanthus*-Samen herstellt; er enthält den Wirkstoff g-Strophanthin. *Strophanthus* ist zwar ein sicheres Medikament, aber dennoch ist es wichtig, es nur unter Aufsicht eines Arztes einzunehmen, der sich mit der Anwendung wirklich auskennt. Derzeit existiert ein weltweites Projekt zur Entwicklung einer neuen, verbesserten, sicheren und legalen Form von g-Strophanthin zumindest für den europäischen Markt, aber bis dahin werden noch Jahre, vielleicht Jahrzehnte vergehen. (Anm. d. Übers.: Die Information in diesem Absatz entspricht nicht mehr der aktuellen Situation, denn inzwischen wird Strophanthin online in verschiedenen weiteren Formen angeboten.)

Das einzige andere Medikament, das ich routinemäßig verwende, sind täglich sechs Kapseln Emu-Öl, das aufgrund der darin enthaltenen speziellen Fette und seines hohen Vitamin-K2-Gehalts dazu beiträgt, die Blutgefäße elastischer zu machen. In einigen Fällen habe ich beobachtet, dass sich Plaquebildungen in den Herzkranzgefäßen teilweise auflösten.

Schließlich führen wir, wenn möglich, eine 7-wöchige EECP-Kur durch, um die Schmerzen in der Brust zu verringern, die Funktionsfähigkeit des Herzens zu verbessern und den normalen Kapillarkreislauf wiederherzustellen oder einen Umgehungskreislauf zu schaffen. Normalerweise ist diese 7-wöchige Behandlung eine wirksame Methode zur Linderung von Angina pectoris und zur Verbesserung des Gesundheitszustands des Patienten. Die Durchblutung im ganzen Körper verbessert sich, auch das Herz wird kräftiger durchblutet und die Ausdauer steigert sich erheblich. Die EECP schützt das Herz vor Schäden und muss in der Regel erst nach 5–7 Jahren wiederholt werden.

So sieht das Programm in seinen Grundzügen aus. Je nach den speziellen Bedürfnissen und Symptomen des Patienten modifizieren wir den Ansatz. Manche Patienten benötigen Hilfe bei Stauungsleber; andere brauchen vielleicht mehr Anleitung zu Entspannungstechniken. Es steht zu hoffen, dass sich bald mehr Ärzte mit den Strategien zur Stoffwechselsanierung ihrer Patienten auskennen und folglich an einer echten Heilung von Menschen mit Herzproblemen mitwirken. Das ist eine bisher fehlende, aber dringend benötigte Fähigkeit.

Wie funktioniert das Ganze nun in der Praxis? Einer der ersten Patienten, den ich mit *Strophanthus* behandelte, kam vor etwa 12 Jahren zu mir. Es war ein zuckerkranker russischer Einwanderer von Mitte 70, der unter dem alten Sowjetregime viele Jahre in einem sibirischen Lager verbracht hatte. Nach dem Zusammenbruch der Sowjetunion wurde er freigelassen und kam in die Vereinigten Staaten, wo er den Rest seines Lebens verbringen wollte. Ursprünglich kam er in meine Praxis, weil er stark kurzatmig war und schon bei geringer

Anstrengung Brustschmerzen bekam. Seine größte Freude im Leben war der Skilanglauf, aber als ich ihn kennenlernte, konnte er nicht einmal bis zu seinem Briefkasten gehen, ohne zu ermüden und Brustschmerzen zu bekommen.

Damals waren meine wichtigsten Behandlungsmaßnahmen Diät und Strodival (eine Form von g-Strophanthin, die nicht mehr erhältlich ist). Nach 2 Monaten war sein Diabetes verschwunden, und er konnte wieder mit Langlaufen beginnen. Diese Behandlung wurde ohne nennenswerte weitere Maßnahmen 7 Jahre lang beibehalten, und erst als er in den Achtzigern war, ließen seine Kräfte allmählich nach. Bei jedem Termin sagte er mir, er müsse das Gefühl von Freiheit haben – nicht verwunderlich nach allem, was er durchgemacht hatte – und dieses Gefühl hätte er nur beim Skifahren. Er war überzeugt, dass die Diät und das *Strophanthus* ihm sein Leben zurückgegeben hatten.

Wenn Menschen unter Stress stehen, entweder kurz- oder langfristig, beginnen sie oft, Herzbeschwerden zu verspüren, beispielsweise Tachykardien (beschleunigter Herzschlag), Arrhythmien (oft als kurzes Aussetzen des Herzschlags wahrgenommen), Angstzustände oder Schmerzen in der Brust. Einige dieser Symptome deuten auf weitere Herzprobleme hin oder führen in der Folge dazu. Es ist also von entscheidender Bedeutung, diesen physiologischen Stresszustand in einem frühen Stadium zu beheben, um der Entstehung weiterer Probleme in der Zukunft vorzubeugen.

Eine Patientin, die wegen einer Dominanz des sympathischen Nervensystems zu mir kam, schrieb mir bald darauf: »Ich wollte mich kurz bei Ihnen dafür bedanken, dass Sie Ouabain in mein Leben gebracht haben. Inzwischen hat es schon so viele positive Veränderungen in meiner Gesundheit und meinem Leben gegeben. Seit ich Ouabain einnehme, habe ich nur noch eine einzige Episode mit schlechten Träumen und Herzrasen erlebt, statt drei- oder viermal pro Woche. Ich schlafe die ganze Nacht tief und fest durch. Früher musste ich ein- oder zweimal aufstehen, um zu urinieren. Ich bin tagsüber ruhiger und habe eine positivere Einstellung. Ich bin belastbarer und habe eine sehr konstante Herzfrequenz. Mein Ruhepuls ist von über 80 Schläge auf 60 plus gesunken. Nur noch selten höre ich meinen Herzschlag in meinem Kopf oder meinen Ohren. Ich bin so dankbar, dass Sie sich als Arzt für eine echte ›integrative‹ Medizin mit dem Schwerpunkt auf den wirksamsten verfügbaren natürlichen Methoden entschieden haben.«

Diese freundlichen Worte liefern eine indirekte Beschreibung des Ungleichgewichts im autonomen Nervensystem, das Herzproblemen zugrunde liegt. Bevor die Patientin eine Kur mit g-Strophanthin begann, befand sie sich in einem Zustand, der von der Dominanz des sympathischen Nervensystems geprägt war. Allein durch die Gabe von Ouabain ohne irgendeine Änderung ihres Lebensstils konnte er schnell und direkt behoben werden. Natürlich ist g-Strophanthin in Kombination mit anderen Therapien am wirksamsten, aber ich habe auch Patienten, die keinerlei Veränderungen in ihrer Ernährung oder ihren körperlichen Aktivitäten vornehmen wollen; sie entscheiden sich ausschließlich für g-Strophanthin. Vor allem wenn, wie das häufig der Fall ist, die Hauptursache für ihre Herzerkrankung in einem Ungleichgewicht des autonomen Nervensystems liegt, kommt es bei ihnen erstaunlicherweise vielfach zu einer raschen und manchmal deutlichen Linderung.

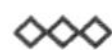

Ein weiterer Brief kam von einem Herrn in seinen Sechzigern, dessen erster Stent schon einmal ausgetauscht worden war, bevor er zum ersten Mal zu mir kam. Dieser Mann, ein spiritueller Mensch, machte sich Sorgen über die Auswirkungen, die toxische verschreibungspflichtige Medikamente auf sein körperliches, geistiges und seelisches Wohlbefinden haben würden, also war er auf der Suche nach einem anderen Weg.

»Eines Morgens wachte ich auf und spürte einen Druck auf der Brust. Ich stand aus dem Bett auf, um den Druck von der Brust zu bekommen. Nachdem ich 3 Stunden auf einem Stuhl gesessen hatte mit dem deutlichen Gefühl, dass mit mir etwas nicht stimmte, brachte meine Frau mich ins Krankenhaus. Angesichts der Diagnose Herzinfarkt hatte ich kaum eine andere Wahl. Vielleicht haben der Stent und all die ›Medikamente‹ mir das Leben gerettet. In der ersten Zeit danach habe ich versucht, mich fettarm zu ernähren. Das, zusammen mit den Medikamenten, die mir verschrieben worden waren, wäre mein Ende gewesen … [Auf eine] Ernährung mit viel Fett, Cholesterin und Himalajasalz und die *Strophanthus*-Behandlung sprach ich sofort an. Ich fühlte mich wieder wie ein Mensch. Als ich dann die verschreibungspflichtigen Medikamente absetzte, wurde es einfach immer besser. Der *Strophanthus* hat das Unmögliche vollbracht: Er hat mein Herz geöffnet, mein fühlendes Selbst! Außerdem hat er meinen Blutdruck gesenkt. Ich kann nicht verstehen, wie ein homöopathisches Mittel so wirken kann! Etwas später habe ich mich gefragt: Was kann ich noch tun, um mein Leben so zu ändern, dass ich nicht wieder einen Herzinfarkt bekomme. Meine Frau und ich begannen eine kohlenhydratarme Diät. Wir nahmen beide 20 Pfund ab und auch nicht wieder zu, und wir hatten unser Leben wieder unter Kontrolle. Während die Schulmedizin meine Herzprobleme mit massiver Gewalt behandelte, behandelten [Sie] mich mit Verständnis. Was glauben Sie, was mir lieber ist?«

Besonders beeindruckend an dem Bericht dieses Mannes ist seine Schilderung, wie sich sein Herz öffnete und er sein »Selbst« wieder spürte. Wie wir in Kapitel 12 sehen werden, ist das Herz die physische Hülle dessen, was wir das Selbst nennen. Bei einer Herztherapie erfährt man, dass man die Fähigkeit wiedererlangt oder gar steigert, sein Herz zu öffnen und zu sich selbst zu finden. Auch viele Jahre später ist dieser Mann noch frei von Herzbeschwerden, er nimmt keinerlei verschreibungspflichtige Medikamente ein und brauchte keine weiteren kardiologischen Eingriffe.

KAPITEL 10

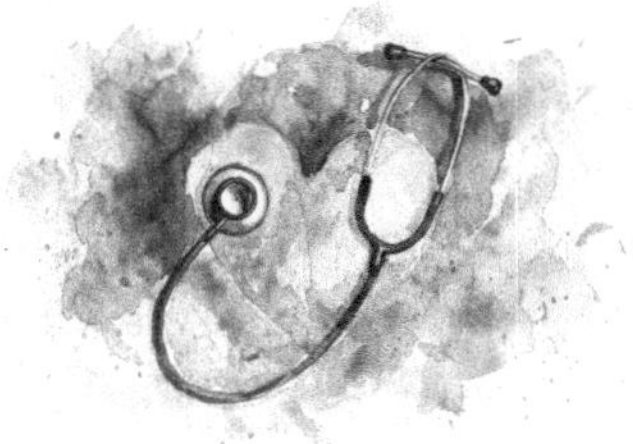

# Das kosmische Herz

Wir sind an einer Schwelle angelangt. Bis hierher ging es hauptsächlich um das menschliche Herz. Wir haben uns mit dem Kreislauf, mit der Form und der Funktion des menschlichen Herzens und den Ursachen und Behandlungen der häufigsten Arten von Herzkrankheiten beschäftigt, die weltweit die meisten Todesfälle verursachen.[1] Warum nicht hier aufhören?

Ich kann hier nicht stehen bleiben, denn mein Ziel war immer, ein Buch zu schreiben, das ein möglichst tiefgehendes Verständnis der Ursachen von Krankheiten anbietet. Heilung ist unmöglich, wenn man die Ursachen nicht kennt. Zudem ist mir im Laufe meiner Karriere immer klarer geworden, dass es ein großer Fehler ist, Krankheit isoliert von ihrem sozialen, wirtschaftlichen, politischen und persönlichen Umfeld zu betrachten. Schon die *Definition* von Krankheiten erfolgt in einem kulturellen und sozialen Kontext. Jemand, den wir in den Vereinigten Staaten als Opfer von Psychose, Wahnvorstellungen oder Schizophrenie bezeichnen, könnte in einer anderen Kultur als Dorfschamane oder heiliger Mann verehrt werden. Viele Völker auf der Welt würden die Krankheiten, die wir für Milliarden von Dollar mit fragwürdigen Herzmedikamenten und den Brustkorb zerstörenden Operationen behandeln, als Folge einer spirituellen oder persönlichen Krise betrachten. Wir mögen das als »primitive« Weltanschauung abtun, aber es ist ja nicht so, als wäre unser industrialisiertes Gesundheitssystem ein medizinischer Volltreffer. Während bestimmte übertragbare Krankheiten in den Vereinigten Staaten zurückgegangen sind, steigt die Häufigkeit chronischer Krankheiten an. Jeder ehrliche Arzt muss im Blick behalten, dass die Krankheiten seiner Patienten in einem größeren Zusammenhang gesehen werden müssen.

Ein Beispiel: 8 Prozent aller Gefängnisinsassen auf der Welt sind die in den Vereinigten Staaten inhaftierten männlichen Afroamerikaner.[2] Könnte nicht die Haft ein größeres Gesundheitsproblem für afroamerikanische Gemeinschaften darstellen als der Cholesterinspiegel? Die häufigste Todesursache bei Kindern, die im Gazastreifen leben, sind kriegsbedingte Traumata.[3] Ist das nicht vielleicht ein mindestens ebenso großes oder sogar größeres Gesundheitsproblem als die Frage, ob sie gegen Masern geimpft sind? Jeder Tropfen Muttermilch auf dem gesamten Planeten, ganz gleich ob menschlich oder tierisch, ist mit giftigen und krebserregenden Chemikalien verseucht. Sollen wir glauben, dass B-Streptokokken im Geburtskanal oder Hepatitis-B-Injektionen innerhalb weniger Stunden nach der Geburt wichtiger sind als eine Gesundheitsinitiative, die sicherstellt, dass diese Arten von Chemikalien niemals in der Muttermilch auftauchen?

Mir ist klar, dass ich hier Äpfel mit Birnen vergleiche, aber der springende Punkt ist, dass diese und Hunderte anderer Beispiele, die ich anführen könnte, nie auf Kardiologenkonferenzen oder in medizinischen Fachzeitschriften und nicht einmal in den Schriften von ganzheitlichen Heilpraktikern zur Sprache kommen. Das müssen sie aber. Wir müssen anfangen, diese Zusammenhänge zu erkennen. Ich weiß das, weil mir beim Nachdenken über dieses Buch und der Arbeit daran klar wurde, dass ich kein Buch schreiben konnte, in dem es um die Wurzeln von Krankheit geht – *ohne mich mit den Wurzeln von Krankheit zu befassen.*

Die Wurzeln von Krankheit liegen in der Welt, die uns umgibt. Zu diesen Wurzeln gehört, wie wir mit der Welt und dem sozialen, wirtschaftlichen und politischen System umgehen, in dem wir »schwimmen«. Die Welt um uns herum, und wie wir sie wahrnehmen, beeinflusst uns genauso wie der Gesundheitszustand der Weltmeere die Korallenriffe beeinflusst. Und jetzt kommt ein entscheidender Punkt und meine These: Das Verständnis des »kosmischen Herzens« erschließt uns die größeren Zusammenhänge, in die die derzeitige menschliche Existenz eingebettet ist. Es enthält den Bauplan für die gesündere, glücklichere und freudvollere Welt, von der wir in unseren Herzen wissen, dass sie möglich ist.

Da ist es wieder, dieses Wort. Herz. Und wenn die Idee eines »kosmischen Herzens« zu hoch gegriffen erscheint, bedenken Sie die Sprache, die sich um unser Herz herum entwickelt hat. Warum sagen wir: »Ich weiß im tiefsten Herzen, dass es möglich ist.« Warum assoziieren wir das Herz mit Liebe, Romantik, Mut, Heldentum – wenn es doch nur ein Muskel ist, der Blut pumpt? Warum sagen wir von jemandem, er habe ein Herz aus Gold?

Die Wissenschaft kann uns ein Stück weit helfen, das Herz und seine Krankheiten zu verstehen. Aber die Wissenschaft allein reicht dafür nicht aus. Und in dieser Hinsicht haben wir einen gefährlichen Weg eingeschlagen, indem wir unser ganzes Vertrauen, unseren ganzen Glauben und unsere Überzeugung in die Wissenschaft setzen – als die einzige legitime Art des Wissens. Wenn Wissenschaft so etwas ist wie »das Wissen über oder das Studium der natürlichen Welt auf der Grundlage von durch Experiment und Beobachtung gewonnenen Tatsachen«[4], wie kann sie dann so etwas wie Liebe erklären? Ich weiß ganz sicher, dass Liebe existiert – und ich hoffe, dass jeder, der ein Kind hat, oder Eltern, oder vielleicht auch einen Ehepartner, das auch weiß –, aber ich habe keine Ahnung, wie die Wissenschaft sie beweisen könnte. Die Erforschung des kosmischen Herzens ist ein Schritt – und ich glaube, ein entscheidender Schritt –, um den Bann des Wissenschaftskults zu brechen, der uns alle zu töten droht.

Während meines Medizinstudiums hatte ich die Gelegenheit, einen Vortrag über Anthroposophie zu hören, gehalten von einem Anthroposophen, Astronomen und Physiker namens Norman Davidson. Die ersten Worte aus Davidsons Mund in einem der ersten Vorträge über Anthroposophie, den ich je gehört habe, waren: »Das wichtigste Konzept, das man im Tiefsten verstehen muss, wenn man etwas über die Sterne wissen will, wirklich wissen will über die Sterne, die Planeten oder sich selbst, ist die Erkenntnis, dass die Erde stillsteht und die Sonne, die Planeten und die Sterne um uns kreisen, nicht umgekehrt.« Während die Leute aufstanden und auf den Ausgang zusteuerten, dachte ich: »Ich glaube, hier bin ich richtig.«

In der Schule lernen wir, dass unser Sonnensystem aus einem »Fixstern« besteht, der Sonne, die von den Planeten unseres Sonnensystems in verschiedenen Abständen umkreist wird. Wir lernen, dass die Bahnen nicht exakt kreisförmig, sondern eher elliptisch sind. (Tatsächlich stimmt das so nicht; die Sonne bewegt sich spiralförmig durch den Weltraum, und die Planeten werden auf einer spiralförmigen Bahn um diese Spiralbahn der Sonne gezogen.) Wir erfahren, dass sich die Erde mit etwa 67 000 Meilen / 107 000 Kilometern pro Stunde auf dieser elliptischen Bahn bewegt und sich gleichzeitig um ihre um 23 Grad aus der Senkrechten geneigte Achse dreht – mit etwa 1000 Meilen / 1670 Kilometern pro Stunde.

Stellen Sie sich vor, Sie versuchen, eine Hörerschaft von Menschen, die nie zur Schule gegangen sind, die die meiste Zeit ihres Lebens im Freien verbringen und mit der Natur durch Landwirtschaft, Jagen oder Sammeln interagieren, davon zu überzeugen, dass sie mit enormer Geschwindigkeit durch das Weltall rasen, während sie sich wie ein riesiger Kreisel drehen. Versuchen Sie, ihnen zu erklären, dass die

Sonne, die sie jeden Morgen im Osten auf- und jeden Abend im Westen untergehen sehen, sich nicht wirklich bewegt, sondern dass – ganz im Gegenteil – wir diejenigen sind, die sich bewegen. Ich wünsche Ihnen viel Glück mit diesem Vortrag!

Kürzlich hielt ich einen Vortrag vor etwa 500 Menschen, von denen etwa 98 Prozent (ich habe sie gefragt) einen Collegeabschluss oder einen noch höheren Abschluss hatten. Ich fragte, wie viele wüssten, wer auf den Gedanken gekommen sei, dass die Erde sich um die Sonne dreht und nicht umgekehrt. Die meisten, wenn auch nicht alle im Publikum, hoben die Hand. Natürlich war es Kopernikus, der polnische Astronom aus dem 16. Jahrhundert, der die erste Abhandlung über die heliozentrische Theorie der Planetenbewegung verfasste.

Als Nächstes fragte ich, wie viele der Zuhörer wüssten, welche einfache Beobachtung wir alle machen können, die nur durch die heliozentrische Theorie zu erklären ist. Erstaunlicherweise – und ich sage erstaunlich, weil der Übergang vom geozentrischen Modell zum heliozentrischen Modell ein so gewaltiger Wendepunkt in der Geschichte der Menschheit war, mit Auswirkungen, die bis zum heutigen Tag nachhallen, ja praktisch alles bestimmen, dass man meinen sollte, dass jeder, der jemals zur Schule gegangen ist, diese Tatsache kennen würde – meldete sich nur ein einziger zu Wort. Er erklärte, dass es eine beobachtbare rückläufige Bewegung der Planeten gibt, die nicht stattfinden könnte, wenn sie um die Erde kreisen würden. Tatsächlich ist einer der Gründe, warum die Planeten – vom griechischen Wort für »Wanderer« – Planeten genannt werden, dass dies Phänomen im geozentrischen Modell nicht erklärbar war.

Selbst diejenigen unter uns, die nicht verstehen, warum das heliozentrische Paradigma richtig ist – und aufgrund dieser Erfahrung in meiner Vorlesung würde ich behaupten, dass nur eine erschreckend kleine Zahl von uns es versteht –, würden dennoch mehrheitlich die Meinung vertreten, dass die westliche Wissenschaft den »primitiveren« Formen des Wissens überlegen ist. Lassen Sie uns also mal ein

Zeugnis schreiben, um die Leistungen zu bewerten und die Eigenschaften zu vergleichen, die das jeweilige Paradigma kennzeichnen (oder die zumindest damit verbunden sind).

Für Menschen, die an das geozentrische Modell glaub(t)en, gilt im Allgemeinen:

- Sie lebten Tausende von Jahren in nachhaltigen Gesellschaften.
- Sie verbesserten vielfach den Zustand der Ökosphäre, einschließlich des Pflanzen-, Tier- und Bodenlebens, je mehr sie sich mit ihr beschäftigten.
- Sie verursachten kein Aussterben zahlreicher anderer Tiere oder Pflanzen.
- Ihre Muttermilch enthielt keine giftigen oder krebserregenden Chemikalien.
- Sie bekamen niemals Herzinfarkte.

Für Menschen, die an das heliozentrische Modell glaub(t)en, gilt im Allgemeinen:

- Sie leben in nicht nachhaltigen Gesellschaften, sodass die verfügbaren Ressourcen von Jahr zu Jahr abnehmen.
- Sie verschlechtern den Zustand der Biosphäre in einem Ausmaß, das zu massivem Artensterben und großflächiger Wüstenbildung führt.
- In ihrer Muttermilch (beziehungsweise in ihrem Körper) finden sich zahlreiche giftige und krebserregende Chemikalien.
- Ihr Herzinfarktrisiko ist hoch.

Es ist mir bewusst, dass Korrelation nicht gleich Kausalität ist. Ich behaupte auch nicht, dass der Glaube an das heliozentrische Modell die oben genannten Dinge verursacht hat. Gleichzeitig muss man aber anerkennen, dass der Wechsel vom geozentrischen zum heliozentrischen Paradigma einen gewaltigen Wendepunkt in der Art und Weise darstellte, wie wir Menschen mit der Welt um uns herum interagieren – und dass auf diesen Wendepunkt sehr viele Katastrophen folgten.

Nach dieser Einführung können wir nun erkunden, was ich sagen will, wenn ich vom »kosmischen Herzen« spreche. Was meine ich mit diesem Begriff? Die Kräfte, die Macht und die Aktivitäten des menschlichen Herzens sind identisch – oder auf irgendeine Weise verbunden – mit den Kräften, Mächten und Prozessen im weiteren Kosmos. Gehen wir von folgendem Ausgangspunkt aus: Wir haben bereits gesehen, dass die Form des Herzens sich als ein Chestaeder darstellen lässt, das in einer Schrägstellung von etwas mehr als 36 Grad nach links in einem Würfel sitzt. Dies ist der gleiche Winkel, in dem das menschliche Herz in der Brust sitzt. Und dies ist die ungefähre Temperatur in Grad Celsius (wenn auch etwas höher) der Normothermie, oder normalen menschlichen Körpertemperatur. Wir bezeichnen eine mitfühlende Person als warmherzig; vielleicht kommt unsere menschliche Wärme tatsächlich aus dem Herzen.

Das menschliche Herz ist nicht nur in die Rhythmen des Kosmos eingebettet. Forschungen des HeartMath Institute, einer gemeinnützigen Organisation, die sich dafür einsetzt, die körperlichen, geistigen und emotionalen Systeme des Menschen mit der intuitiven Führung durch das Herz in Einklang zu bringen, haben gezeigt, dass das Herz im Körper wie ein Dirigent agiert und andere Organe von den Rhythmen des Herzens mitgezogen werden oder sie aufgreifen.[5] Auf diese Weise sind diese verschiedenen Organe in der Lage, sich in ein einziges lebendiges Gesamtsystem einzufügen.

Der Mensch holt durchschnittlich 25 920-mal pro Tag Atem (durchschnittlich 18 Atemzüge/Minute × 60 Minuten × 24 Stunden); um die zwölf Tierkreiszeichen zu durchlaufen, braucht die Sonne etwa die gleiche Anzahl von Jahren – das sogenannte platonische Jahr. Alle 72 Jahre – etwa die durchschnittliche Länge des menschlichen Lebens – durchläuft die Sonne einen Tierkreisgrad. Diese 72 Jahre haben etwa 26 000 Tage – die ungefähre Anzahl der Atemzüge an einem Tag oder die Zeit, die die Sonne braucht, um einen kompletten Zyklus der Himmelssphäre zu durchlaufen. Und letztlich gibt es zwischen jedem Zyklus von Einatmen und Ausatmen eine kleine Pause, die hilft, eine Hyperventilation zu vermeiden. Eine ähnliche Pause gibt es auch im Jahreskreislauf. Bei der Sonnenwende »ruht« die Sonne einen Moment lang, bevor sie in die andere Richtung zurückschwenkt (zumindest aus der Sicht des Menschen von der Erde aus).

Diese Berechnungen beruhen auf einer geozentrischen Sichtweise des Universums – auf dem, was man sehen und erleben kann, wenn man im Zentrum des Universums steht und zum Himmel aufblickt – und nicht auf einer heliozentrischen Sicht des Universums, bei der Wissenschaftler vielleicht mit einigen der Zahlen hadern könnten.[6] Aber dies ist die Perspektive, die es den mit diesen Rhythmen engstens vertrauten Menschen in traditionellen Lebensgemeinschaften ermöglichte, durch Beobachtung der Sterne ihren Weg nach Hause oder in die Ferne zu finden. Sie wussten, wie man Feldfrüchte pflanzt, pflegt und erntet, und verstanden das einzigartige Muster der jahreszeitlichen und himmlischen Ereignisse, in das jeder Mensch hineingeboren wird. Und das ist eine Perspektive, die Steiner immer wieder als den archetypischen oder »vollkommenen« Rhythmus herausstellte. Der Mensch – und sein rhythmisches System, bestehend aus Herz und Lunge (Puls und Atmung) – existiert im Verhältnis von 1:4, dem »Schöpfungs«-Rhythmus (das heißt unterworfen den vier Himmelsrichtungen oder dem Aufbau eines perfekten Quadrats).

Vor allem gab diese Perspektive den Menschen das Gefühl, einen Platz in dem riesigen Universum zu haben, in dem sie sich befanden. Auf ihr beruhte die Verwurzelung, Perspektive und Einzigartigkeit jedes einzelnen Wesens. Das Bild des Himmels variiert ja von Ort zu

Ort, je nachdem, ob man vom heutigen Nebraska oder von Sri Lanka aus nach oben blickt. Dies ist eine Weltanschauung, die dem Ort eines Menschen wahrhaft einen Wert beimisst und davon ausgeht, dass auch alles andere auf der Welt einen einzigartigen Platz, eine einzigartige Rolle in der kosmischen Ordnung hat. Es ist eine von Grund auf qualitative Sicht der Welt. Es ist auch eine Perspektive, die Sicherheit und Vertrauen schenkt. Geozentrische Menschen fühlten oder wussten, dass sie dem vertrauen konnten, was sie sahen und erlebten. Sie wussten, dass sie innerhalb einer kosmischen Ordnung mit einem Ort und anderen Wesen verbunden waren, die sie weitgehend verstehen und nutzen und auf die sie sich verlassen konnten. Aus diesem Gefühl von Vertrautheit, Vertrauen und Einzigartigkeit können Liebe und Fürsorge entstehen. Und obwohl dies ein Ideal ist, ist es doch eines, das für Harmonie steht und das wir anstreben sollten.

Sie werden Ihr Stück Land nicht pflegen, wenn Sie, nachdem Sie es »verbraucht« haben, einfach zum nächsten ähnlichen Feld weiterziehen, um dort die gleichen Feldfrüchte anzubauen. Wir lieben nicht alle Frauen gleichermaßen; wir lieben unsere Mutter oder unsere Seelenverwandte. Wir lieben und kümmern uns nicht um alle Kinder gleichermaßen. Erfahrung, Vertrauen und Verbundenheit sind die Voraussetzungen dafür, dass wir *unser* Kind oder *unsere* Kinder lieben. Wir lieben nicht alles Land gleichermaßen; wir lieben das Land, mit dem wir verbunden sind, das uns mit dem versorgt, was wir zum Leben brauchen.

Der Heliozentrismus lehrt uns, unserer eigenen Erfahrung zu misstrauen. Wir lernen, dass wir durch den Weltraum rasen und wie ein Kreisel rotieren. Nichts, was im weiteren Kosmos mit den anderen Planeten in unserem Sonnensystem oder von ihnen ausgehend geschieht, steht in irgendeinem Zusammenhang mit uns. Unser Platz ist nicht wirklich einzigartig. Wir untersuchen, was mit Bäumen geschieht, als seien alle Bäume in einem Wald, alle Pflanzen auf einem Feld, alle Kühe in einem Milchviehbetrieb oder alle Ratten in einem

Labor identisch. Und was ist mit unseren Mitmenschen? Ob sie nun arm oder ungebildet sind oder auf reichen Mineral- oder Ölvorkommen leben, ihre Einzigartigkeit ist nicht wirklich entscheidend. Wie einzigartig kann jemand sein, wenn viele von uns zwei- bis viermal im Leben das Gelübde »bis dass der Tod uns scheidet« ablegen?

Wenn wir unseren Blick weiten, um unseren Platz im weiträumigen Kosmos zu finden, und uns gleichzeitig auf das Zentrum unseres Menschseins in unserem Herzen fokussieren, können wir ein besseres Verständnis dafür entwickeln, was den Menschen ausmacht und welchen Platz wir in der Welt haben. Wir können beginnen zu verstehen, wie und warum etwas sich verschlechtert, leidet, krank wird – und wie wir Heilung herbeiführen können.

Um es klarzustellen: Ich will damit nicht sagen, dass wir uns einreden sollten, dass sich die Sonne um die Erde dreht. Diese Sichtweise gehört einer früheren Zeit an. Was ich sagen will, ist: Wenn wir die verlorenen oder durchtrennten Verbindungen zwischen den Menschen, dem Herzen und dem größeren Kosmos erkennen und daran arbeiten, sie zu heilen, können wir vielleicht eine neue Sphäre – eine Sphäre höherer Erleuchtung – der Liebe, des Vertrauens, der Sicherheit und der Gesundheit erreichen.

KAPITEL 11

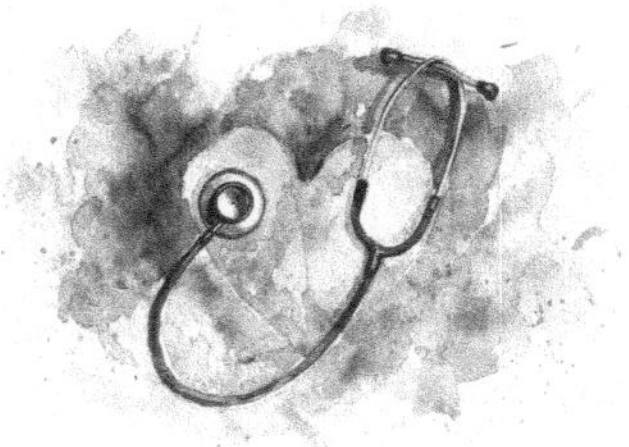

# Herz aus Gold

Es ist allgemein bekannt, dass Armut einer der größten Risikofaktoren für einen schlechten Gesundheitszustand ist.[1] In unzähligen Studien wurde der Zusammenhang zwischen Armut und Fettleibigkeit,[2] zwischen Armut und Diabetes,[3] zwischen Armut und psychischen Erkrankungen,[4] zwischen Armut und Herzkrankheit[5] nachgewiesen.

Ebenso wie bei dem Begriff *Herzkrankheit* ist es wichtig, wenn auch schwierig, zu definieren und zu kontextualisieren, worüber wir sprechen, wenn wir von Armut sprechen. Vereinfacht ausgedrückt, kann Armut definiert werden als »der Zustand einer Person, die nicht über die übliche oder gesellschaftlich akzeptable Menge an Geld oder materiellem Besitz verfügt«[6]. Und die Maßstäbe, nach denen dies in den Vereinigten Staaten und weltweit definiert wird, sind unterschiedlich. In einem Bericht des Pew Research Center heißt es beispielsweise, dass jeder, der weniger als 2 Dollar pro Tag zur Verfügung hat, als arm gilt.[7] 2016 lag die landesweit geltende Armutsgrenze in den Vereinigten Staaten bei 11 800 Dollar für einen Einpersonenhaushalt und 24 300 Dollar für eine vierköpfige Familie.[8] Aber was bedeutet es, in Swasiland mit 2 Dollar pro Tag zu leben im Vergleich zu

2 Dollar pro Tag in Indien? Oder mit 11 880 Dollar im ländlichen Kentucky im Vergleich zu 11 800 Dollar in San Francisco?

Vor allem aber: Ist Geld der einzige Maßstab dafür, was es bedeutet, unter Armut zu leiden? Und wenn ein so enger Zusammenhang zwischen Armut und einem schlechten Gesundheitszustand besteht, wird es dann jemals möglich sein, die Gesundheit der Menschen zu verbessern, ohne sich mit dem Industriekapitalismus, mit Einkommensungleichheit und mit Ungerechtigkeit jeglicher Art auseinanderzusetzen? Es scheint bezeichnend, dass die Armut in den Vereinigten Staaten und weltweit in den letzten Jahren zwar angeblich zurückgegangen ist, die Häufigkeit von chronischen Krankheiten jedoch zugenommen hat und voraussichtlich weiter zunehmen wird.[9]

Im Jahr 1939 veröffentlichte Weston A. Price sein bahnbrechendes Buch *Ernährung und körperliche Degeneration*, nachdem er umfangreiche Ernährungsstudien über Gemeinschaften und Kulturen auf der ganzen Welt durchgeführt hatte, unter anderem bei Polynesiern, amerikanischen Ureinwohnern, Aborigines und Bewohnern des Lötschentals in der Schweiz. Es war ein bedeutungsvoller historischer Zeitpunkt, um die Schnittmengen zwischen Ernährung und traditionellen Gemeinschaften zu untersuchen, da sich bei beiden innerhalb kurzer Zeit gewaltige Veränderungen vollzogen. Dieser Zeitpunkt bot Dr. Price die Gelegenheit, Gemeinschaften zu beobachten, deren Ernährungs- (und andere) Gewohnheiten sich deutlich verändert hatten, und solche, bei denen das nicht – oder noch nicht – der Fall war.

Dr. Price fand heraus, dass in Gemeinschaften, in denen eine zuckerreiche Ernährung mit vielen verarbeiteten Lebensmitteln noch nicht Fuß gefasst hatte, die Menschen Musterbeispiele für ein langes, krankheitsfreies Leben waren – obwohl viele überhaupt nicht über

Geld verfügten. Weder lebten sie in Armut, noch war ihr Gesundheitszustand schlecht. Das lässt vermuten, dass in Gesellschaften, in denen man nur mit Geld die Grundbedürfnisse des Lebens befriedigen und Lebensbedingungen vermeiden kann, die in sozialer und physischer Hinsicht toxisch sind, der wahre Risikofaktor für gesundheitliche Schäden und Krankheit darin besteht, weniger Geld zur Verfügung zu haben als die Menschen um einen herum. In den Vereinigten Staaten ist das heute sicherlich der Fall.

Es gibt jedoch auch Forschungsergebnisse, die darauf hindeuten, dass wir noch einen weiten Weg vor uns haben, bevor wir die Beziehung zwischen Armut und Krankheit vollkommen verstehen.[10] Für mich folgt daraus, dass auch die Anhebung des Lebensstandards weltweit – definiert durch Beschäftigung, Wohlstand, Komfort und den Besitz von materiellen Gütern – und damit mehr Wohlbefinden für alle noch in weiter Ferne liegt, wenn wir dazu die aktuellen Praktiken des wachstumsgetriebenen Industriekapitalismus einsetzen. Ich glaube nicht, dass wir als Gesellschaft jemals in der Lage sein werden, uns gute Gesundheit zu erkaufen, auch wenn dies in Einzelfällen möglich sein mag.

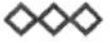

Da unser Verhältnis zum Geld so eng mit unserer Gesundheit verknüpft ist, habe ich mich schon immer dafür interessiert, was Geld ist, wer die Kontrolle darüber hat und wie es insbesondere mit dem Herzen zusammenhängt. Besonders fasziniert mich unsere Beziehung zu Gold. Gold (chemisches Element 79, oder Au) dient seit Jahrtausenden als Geld und als Machtsymbol. Diese Verbindung zwischen Gold und Geld existiert schon seit vorrömischer Zeit und bestand bis ins Jahr 1973, als Richard Nixon die Welt schockierte, indem er in den Vereinigten Staaten den Goldstandard abschaffte (obwohl dieser bis zu einem gewissen Grad weiter gilt). Das war das erste Mal in der amerikanischen Geschichte, dass Reichtum nicht mehr offiziell an Gold gebunden war und nicht mit Gold gleichgesetzt werden konnte. Die meisten Menschen würden diese langjährige Verbindung zwischen Reichtum und Gold mit der Tatsache erklären, dass Gold relativ selten ist, unveränderlich ist (es ist unbegrenzt haltbar) und sich leicht in beliebig große oder kleine Mengen aufteilen lässt. So weit gut und schön, aber ich bin überzeugt, dass noch mehr dahintersteckt.

In der Vergangenheit war Gold für Pharaonen und Könige ein Mittel, um ihre Macht und ihre Verbindung zum Göttlichen zu demonstrieren. Aus Gold gefertigte Kronen waren als Schmuck besonders beliebt, möglicherweise weil die Krone auf unserem Kopf auch die Vorstellung von Autorität und einer Verbindung zu höheren Welten erweckt. Das Narrativ von Gold taucht unter anderem im Alten Testament auf, in dem Moses das Volk Israel auf dem Weg aus Ägypten und der Sklaverei für die Anbetung des goldenen Kalbs schilt. Und es erscheint in Märchen wie »Rapunzel«, was auf eine mit dem Metall verbundene Mystik hindeutet. Die Realität sieht allerdings so aus, dass Gold zwar glänzt und gegen die meisten irdischen Kräfte resistent ist (man denke an Rost), aber man sonst nicht viel damit anfangen kann. Was ist also das Besondere an Gold? Und was ist überhaupt Geld?

Wie ich in Kapitel 1 erwähnt habe, fand ich es als Kind oft schwer zu verstehen, warum die Dinge in der Welt der Erwachsenen so waren, wie sie waren. Oft ergaben die Erklärungen der Erwachsenen für mich überhaupt keinen Sinn. Da ich in der Nähe von Detroit aufwuchs und schon als Junge erlebte, wie die Stadt verfiel, konnte ich nicht umhin, mich zu fragen, warum es dort so viele heruntergekommene Stadtteile und mit Brettern vernagelte Häuser gab und warum überall so viel Müll herumlag. Die verfallenen Häuser waren real, die in Armut lebenden Menschen waren real, die zur Renovierung dieser Häuser nötigen Materialien waren in Hülle und Fülle vorhanden, und es gab Tausende von Menschen in Detroit, die keine Arbeit hatten und vielleicht liebend gerne ihre Häuser und die ihrer Nachbarn wieder aufgebaut hätten. Es war ja nicht so, als wären da nicht genug qualifizierte Leute gewesen, die andere für den Wiederaufbau von Häusern und Gemeinden hätten ausbilden können. Auch diese Menschen gab es in Hülle und Fülle. Warum also verfallen Stadtteile in Detroit, St. Louis, im Irak, in Palästina und an Tausenden anderer Orte auf der ganzen Welt immer weiter?

Ebenso haben wir Wälder, die abgeholzt wurden, Giftmülldeponien, die saniert werden müssen, Flüsse, die renaturiert werden müssen, Berge, deren Gipfel abgetragen wurden, sodass nur noch Ödland zurückblieb. Diese Dinge sind *real.* Diese Probleme sind real und müssen in Angriff genommen werden, damit unsere Welt wieder ein gesundes Ganzes wird. Und, noch einmal, das Wissen ist vorhanden. Menschen, die keine Arbeit – oder eine sinnlose Arbeit – haben, gibt es mehr als genug. Die Materialien, die für diese Arbeit benötigt werden, sind bereits vorhanden, sodass keine neuen »Ressourcen« eingesetzt werden müssen, um diese Aufgaben zu erfüllen. Warum in aller Welt also geschieht da nichts? Warum dulden wir, dass Menschen, Pflanzen, Tiere und die Erde in einer verzweifelten Lage sind, die nach Abhilfe schreit? Warum stoßen diese Rufe auf taube Ohren?

Für einen Erwachsenen ist die Antwort einfach. Es ist kein Geld da.

Aber im Gegensatz zu all diesen Menschen und Bedürfnissen, die real sind, existiert Geld nicht wirklich. Es ist nur eine Illusion. Der Grund, warum wir all das Elend und den Verfall tolerieren, ist eine *Illusion*, die ebenso realistisch ist wie der Wunsch, dass der Osterhase vorbeigehoppelt kommen möge, um diese Probleme für uns zu lösen. Heißt es nicht, Kinder lebten in einer Fantasiewelt? Oder sind es eher die Erwachsenen, die das tun?

Stellen Sie sich eine Welt vor, in der man Geld braucht, um sich Waren und Dienstleistungen zum Leben zu verschaffen. Das sollte Ihnen nicht schwerfallen, denn das ist die Welt, in der wir bereits leben. Stellen Sie sich also vor, Sie und ich wollten beide ein Haus für unsere Familien kaufen. Wir haben ähnlich große Familien, und wir wollen beide das gleiche Haus kaufen. Der Eigentümer stellt sein Haus zum Verkauf, und wir geben beide ein Angebot ab. In diesem imaginären Szenario gilt nicht unser derzeitiges, auf Dollar (und bis zum gewissen Grad auf Gold) beruhendes Geldsystem, sondern das Geld heißt Cowans, und ich, Tom Cowan, bin der Einzige, der Cowans herstellen darf. Ich kann so viele Cowans herstellen, wie ich will, und alle anderen müssen arbeiten, um meine Cowans zu bekommen, damit sie Dinge kaufen können, oder die Cowan-Polizei steckt sie ins Gefängnis. Wenn Ihre Gesellschaft sich gegen diese Regelung auflehnt, wird das Cowan-Militär in Ihrem Land ein neues Regime einsetzen. Wenn wir dann beide auf das Haus bieten, werde immer ich gewinnen. Ich werde so lange gewinnen, bis alles mir gehört und der Rest des Volkes nichts mehr besitzt. Natürlich wird es Freunde und Familienmitglieder geben, die ich üppig mit Cowans versorge. Gelegentlich werde ich auch einige wenige Auserwählte unter bestimmten Bedingungen eine Menge Cowans verdienen lassen, aber letztendlich wird »meinen Leuten« und mir alles gehören. Ich kann einzig und allein deswegen nicht alles in meinen Besitz bringen, weil die Anzahl der Cowan-Insider so klein und die aller anderen so groß ist, dass die anderen über meine Raffgier vielleicht in Wut geraten und entweder aufhören, Dinge herzustellen, die ich haben will, oder, Gott bewahre, mich aufhängen. Ich muss also vorsichtig sein und darf vielleicht nicht einmal zugeben, dass die ganze Geschichte so funktioniert.

Klingt bizarr, stimmt's? Aber genau so funktioniert unser Finanzsystem. Ändern Sie einfach die Bezeichnung von Cowans in Dollar und Freunde und Familien von Cowan in Freunde und Familien der internationalen Banken und lesen Sie diesen Absatz noch einmal.

Wie kann das sein? Wie können wir als Erwachsene das tolerieren?

Wir leben in einer Situation, in der man uns vorgaukelt, dass unser Geld von der Regierung – also von uns – geschaffen wird. In Wirklichkeit wird das meiste Geld ohne Grundlage von einer privaten

Bank namens Federal Reserve und den anderen Banken geschaffen, die das internationale Finanzwesen beherrschen.[11] Das Geld, das sie schaffen, ist heutzutage an nichts mehr gebunden, nicht einmal an Gold. Es ist nicht an die Einlagen der Kunden gebunden, nicht an Vermögenswerte, nicht an die Fähigkeit, Geld zu verwalten. Wenn Sie zur Bank gehen, um einen Kredit oder eine Hypothek aufzunehmen, erschafft diese das Geld, das sie Ihnen leiht. Dann schlägt sie Zinsen obendrauf, um sicherzustellen, dass nie genug Geld im System ist, um alle Bedürfnisse zu befriedigen. Das geschieht mit einem Tastendruck auf dem Computer. Das Erstaunliche am System der Geldschöpfung ist, dass die meisten Menschen es akzeptieren und einige ihr Leben geben, um sicherzustellen, dass es weiterbestehen kann. Das Geld, das auf diese Weise geschaffen wird, ist völlig imaginär. Es hat keinerlei Grundlage in der »realen« Welt. Wie bei meinem obigen Beispiel wird irgendwann den Bankern alles gehören, mit dem Vorbehalt, dass, wenn sie zu aggressiv agieren, der Pöbel rebellieren könnte.

Das Bretton-Woods-Abkommen aus den 1940er-Jahren legte fest, dass der internationale Handel, insbesondere der mit Öl, der Energiequelle für unsere Volkswirtschaften, überwiegend in Dollar abgewickelt werden muss. Da die Vereinigten Staaten das einzige Land sind, das Dollars schaffen kann, muss der Rest der Welt »arbeiten«, um unsere Dollars zu erhalten. Irgendwann werden wir nichts mehr produzieren und nichts mehr tun, und unsere Kultur wird nur noch auf das Management von Geld ausgerichtet sein. (Normalerweise wird dies vornehmer ausgedrückt: Wir werden Ökonomen und Finanzplaner sein.) Wenn ein anderes Land feststellt, dass das System zu seinen Ungunsten manipuliert ist, und versucht, seine Waren in einer anderen Währung als dem Dollar zu verkaufen, initiiert man einen Regierungswechsel (ein Euphemismus dafür, dass man eine funktionierende Gesellschaft – eine Gesellschaft, die zwar erhebliche Probleme hat, aber den Menschen Wasser, Nahrung und Wohnraum bietet – übernimmt und sie in Schutt und Asche legt). Als Saddam Hussein versuchte, Öl gegen andere Währungen als Dollar zu verkaufen, war die Zeit für einen Regimewechsel gekommen.[12] Als Gaddafi versuchte, eine panafrikanische Währung einzuführen, die dem Dollar Konkurrenz machen sollte, war die Zeit für einen Regimewechsel gekommen.[13] Der Iran, Russland, Syrien und vielleicht China sind die nächsten, je nachdem, ob sie sich dem Dollar anschließen und inwieweit die Bevölkerung – sowohl die eigene als auch unsere – manipuliert oder unter Druck gesetzt werden kann. Verstehen Sie mich bitte nicht falsch. Dies ist kein Votum oder eine Entschuldigung für die Praktiken dieser Diktatoren oder dieser Länder. Sehr wahrscheinlich würden auch sie, wenn sie die Möglichkeit hätten, die Welt zwingen, mit Rubeln zu handeln – oder mit irgendeiner anderen Art von Fantasiewährung, die sie sich ausdenken.

Gold hat also einen Aspekt, der in unserer Vorstellung mit Geld in all seinen bizarren Erscheinungsformen assoziiert ist. Wie kommt es, dass etwas Reales – Gold – für etwas Erfundenes stehen kann? Wenn wir zulassen, dass unsere Vorstellungskraft auf diese Weise arbeitet, können wir der Fantasie vielleicht erlauben, sich etwas vorzustellen, das erfunden oder magisch erscheinen mag – oder einfach ein bisschen zu abgehoben und ungewohnt für unsere mechanistisch geschulten Gehirne –, und überlegen, ob es etwas Reales sein könnte. Es ist dieser Aspekt des Goldes – ich betrachte ihn als die kosmische Seite des Goldes –, der mich am meisten fasziniert. Ich frage mich, ob er einen Ausweg aus unserer derzeitigen globalen Katastrophe aufzeigt und was er uns über die Heilung des Herzens lehren könnte. Begleiten Sie mich auf unserer Reise in die moderne Alchemie.

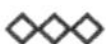

Gold in der Form, wie wir es kennen, ist in unserem Herzen oder in unserem Kreislauf nicht in nennenswerter Menge zu finden. Als Spurenelement ist Gold in unserem Blut enthalten, aber meines Wissens hat niemand behauptet, dass es eine besondere physiologische oder pathologische Bedeutung hat. Gold gehört wie auch Silber zu den Edelmetallen, die sämtlich gegen Korrosion und Oxidation resistent sind und nach Ansicht der meisten Menschen nicht den sehr niedrigen elektrischen Widerstand aufweisen, der charakteristisch für die Supraleitfähigkeit ist. Allerdings argumentieren einige Leute – zugegebenermaßen am Rande der akzeptierten Wissenschaft –, dass eine »reine« Form von Gold existiert, die für die Menschheit ebenso bedeutsam ist wie die Alchimisten glaubten, die jahrhundertelang danach suchten.

Diese Form des Goldes ist bekannt als Orbitally Rearranged Monoatomic Elements (ORME oder auch ORMUS), auf Deutsch auch als monoatomisches oder monoatomares Gold bezeichnet – eine schwerfällige Bezeichnung für ein Phänomen, das alles andere als schwerfällig ist. ORME beschreibt eine Formänderung, die bei Gold, Silber und den Platinmetallen auftreten kann. Bei Gold, wie wir es kennen – irdisches und nicht kosmisches Gold gewissermaßen –, kreisen die Elektronen um den Kern und können Bindungen mit anderen Atomen eingehen, wodurch Verbindungen wie Goldchlorid entstehen. Unter bestimmten Bedingungen, bei denen es zur Wirbelbildung kommt, können die Atome jedoch ihre Elektronen einziehen und zu einer Hochgeschwindigkeitsform kondensieren. In dieser Form ist eine Verbindung mit anderen Elementen unmöglich. Wie bei einer Eiskunstläuferin, die ihre Arme eng an den Körper anlegt, um sich schneller drehen zu können, werden die Elektronen mit zunehmender Drehgeschwindigkeit des Atoms in Richtung des Kerns gezogen. Elemente in diesem Zustand werden als monoatomar bezeichnet, obwohl sie Paare oder sogar Dreiergruppen bilden können, und man nennt sie elementar, weil sie keine Verbindungen mit anderen Elementen mehr eingehen können.

ORME weisen einige erstaunliche Eigenschaften auf. Zum Beispiel können sie keine Wärme oder Elektrizität mehr leiten, obwohl Drähte aus Silber- und Goldverbindungen normalerweise zu den besten Wärme- und Stromleitern gehören. Außerdem haben sie unerklärlicherweise ein anderes Gewicht – sie sind immer leichter als ihre konventionellen Gegenstücke und unterliegen weniger der Schwerkraft als der Levitationsenergie. Und obwohl ORME weder Wärme noch Elektrizität leiten können, werden sie zu einer Art Supraleiter, die eine Vielzahl von »Impulsen« praktisch mit Lichtgeschwindigkeit weiterleiten. Dies verringert die Reibung und folglich den Energiebedarf ganz erheblich und erhöht die Geschwindigkeit, mit der sich etwas fortbewegen kann. Und schließlich, und das ist wohl das Erstaunlichste, sind ORME nicht mit herkömmlichen Messgeräten wie dem Atomabsorptionsspektralphotometer messbar, weil solche Geräte für ihre Funktion von der Wechselwirkung zwischen dem Element und dem Gerät abhängen. ORME interagieren weder mit anderen Elementen noch mit Messgeräten, sodass sie nicht nachweisbar sind. Gestatten Sie mir in diesem Zusammenhang, kurz abzuschweifen.

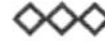

Wenn Sie einen Physiologen oder einen Neurologen fragen, wie ein Nerv funktioniert, wird die Antwort wahrscheinlich mehr oder weniger wie folgt lauten: Nerven bestehen aus einem Bündel von Nervenzellen (Neuronen), die Informationen durch elektrische und chemische Signale über lange, schlanke (und übrigens hydrophile) Fortsätze übertragen, die als Axone bezeichnet werden und in Synapsen enden. In diesen Axonen, die durch eine Fettschicht namens Myelin isoliert sind, ähnlich wie Kupferdrähte durch Gummihüllen, werden diese elektrochemischen Nervenimpulse, die durch einen Ionengradienten zum Beispiel zwischen Kalzium und Magnesium ausgelöst wurden, unidirektional weitergeleitet. Durch die Ionenbewegung wird der Nervenimpuls entlang des Nervs transportiert, bis von der präsynaptischen Membran ein Neurotransmitter – zum Beispiel Serotonin,

Dopamin oder Acetylcholin – ausgeschüttet wird. Dieser Neurotransmitter diffundiert durch den synaptischen Spalt und dockt an einen Rezeptor an der postsynaptischen Membran an, wo er eine Depolarisation des nächsten Neurons bewirkt. Der nächste Impuls wandert unidirektional diesen Nerv hinunter zur nächsten Synapse und so weiter. Der Nerv endet schließlich an seinem Ziel, zum Beispiel einem Muskel, den er »zündet«, was zu einer geplanten Handlung, zum Beispiel einer Bewegung, führt.

Diese Sequenz scheint eindeutig und sicher belegt. In der Medizin ist die Manipulation von Neurotransmittern zur Beeinflussung von Krankheitsprozessen Routine – zum Beispiel Serotonin bei Depressionen und Dopamin bei der Parkinson-Krankheit. Und wir wissen, dass bei einer Schädigung des Myelins die Impulsübertragung gestört ist, was zu einer neurologischen Funktionsstörung führt. Dies gilt als die zugrunde liegende Pathophysiologie von Krankheiten wie der Multiplen Sklerose (MS), der Amyotrophen Lateralsklerose (ALS) und anderen »demyelinisierenden« Krankheiten. Alles sehr klar und präzise, nicht wahr?

Nun machen Sie Folgendes. Am besten ist es, wenn Ihnen ein Partner dabei hilft. Legen Sie beide Zeigefinger vor sich hin. Dann schließen Sie die Augen und lassen Sie Ihren Partner entweder rechts oder links sagen. (Sie können es auch selbst machen, aber die Ergebnisse sind dann weniger überzeugend.) Sobald Ihr Partner rechts oder links sagt, bewegen Sie den betreffenden Zeigefinger. Machen Sie das dreimal. Beantworten Sie nun diese Frage. Wie lange hat es zwischen dem Hören des Wortes »rechts« beziehungsweise »links« und der Bewegung Ihres Zeigefingers gedauert? Ich habe das mit Tausenden von Menschen gemacht, und die meisten Leute sagen: »Nur ein paar Sekunden.«

»Sie meinen, ich sage ›rechts‹ und dann ›eintausend‹, ›zweitausend‹, und dann bewegen Sie Ihren Finger?«, frage ich.

»Nein, es ging viel schneller«, antworten sie.

»Wie viel schneller?«

Die meisten Leuten kann ich auf etwa eine Hundertstelsekunde herunterhandeln, aber in Wirklichkeit geschieht es praktisch im selben Augenblick.

Jetzt kommt die entscheidende Frage: Glauben Sie, dass die Zeit, die nötig ist, damit die Schallwelle meiner Stimme Ihr Trommelfell in Schwingung versetzt, dann der Hörnerv stimuliert wird, der nun diesen Impuls sequenziell entlang des Nervs über einen wechselnden Gradienten von Kalzium- und Magnesiumionen überträgt, bis der Impuls dann an einem »Graben« endet und einen Neurotransmitter freisetzt, der dann durch den Graben schwimmt – es hilft, dies an dieser Stelle mit einer Schwimmbewegung zu verdeutlichen – , bis er die passende Anlegestelle findet und die nächste chemische Depolarisation auslöst, eine Hundertstelsekunde, also praktisch einen Augenblick, beträgt? Wahrscheinlich nicht, und dabei haben Sie Ihren Finger ja noch gar nicht bewegt!

Nach zehn bis zwanzig dieser Nervenübertragungen kommt der Impuls im Gehirn an. Er kreist eine Weile im Gehirn und verlässt es dann durch die Motorneuronen. Schließlich kommt er in Ihrem Finger an und stimuliert die koordinierte Bewegung von Dutzenden von Muskeln im Inneren Ihres Fingers. Und doch ist unsere Erfahrung, dass das alles innerhalb eines einzigen Augenblicks geschieht. Ich kann nicht glauben, dass das stimmt. Der Vorgang läuft zu schnell und zu koordiniert ab. Da muss etwas anderes am Werk sein, das nichts mit Neurotransmittern, Synapsen oder dem Kalziumfluss in den Nervenzellen zu tun hat.

Das ist der Grund, warum ich in Kapitel 10 davon gesprochen habe, dass die Sonne sich um die Erde dreht. Unsere unmittelbare Erfahrung schreit uns entgegen: »Das ist es, was ich sehe. Das ist es, was ich erlebe.« Dann kommt die Wissenschaft oder der industrielle Kapitalismus oder das »Erwachsensein« und serviert eine Erklärung, die zwar irgendwie wahr ist, aber einfach keinen Sinn ergibt. Wissenschaftliche

Erklärungen führen uns oft weiter weg von dem entscheidenden Ort des Vertrauens in uns selbst. Die Aufgabe des modernen Menschen besteht darin, das Vertrauen in sich selbst und die Rolle (und manchmal die Nützlichkeit) dieser wissenschaftlichen Erklärungen miteinander in Einklang zu bringen. Keine wissenschaftliche Erläuterung kann mir wirklich erklären, wie ein Nerv funktioniert. Der Prozess läuft einfach zu schnell, zu augenblicklich ab. Oder vielleicht sollte ich besser sagen, er existiert fast außerhalb der Zeit. Newtons Kugelpendel als Erklärung der Realität reicht einfach nicht aus, um meine ganz persönliche Erfahrung im Leben zu erklären.

Um einen Begriff aus der Physik aufzugreifen, scheinen wir quantenkohärente Organismen zu sein, die auf der Grundlage des blitzschnellen Elektronenflusses funktionieren – wie Elektrizität oder drahtlose Technologie, die sich außerhalb des normalen Flusses von Zeit und Raum abzuspielen scheinen. So erzeugt der Schallimpuls meiner Stimme fast augenblicklich Phänomene im ganzen Körper. Ohne diese Fähigkeit, die Muskelaktivität sofort zu koordinieren, wäre das Leben nicht möglich. Die chemischen Effekte, auf die sich Neurologen, Ärzte und Physiologen konzentrieren, sind das Ergebnis dieser Quantensupraleitung. Es ist kein Wunder, dass wir so viele neurologische Krankheiten nicht erfolgreich behandeln können. In Wirklichkeit haben wir keine Ahnung, wie ein Nerv funktioniert. Wir sind überwiegend damit beschäftigt, die Auswirkungen der Phänomene zu untersuchen und zu manipulieren.

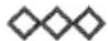

Stellen Sie sich nun folgende Geschichte vor: Es war einmal ein berühmter Fährtenleser, der vor langer Zeit in den Wald ging, um Tiere aufzuspüren. Alles war wie immer, bis er auf eine Fährte stieß, die er noch nie gesehen hatte. Sie hatte die Form eines zweidimensionalen Chestaeders. Er war verblüfft, denn er war noch nie einem Tier begegnet, dessen Hufe diesen Abdruck hinterlassen konnten. Aber es waren eindeutig Tierspuren, und er fand in der Nähe auch Tierlosung. Er nannte das Tier Lynda, nach seiner geliebten Frau. Er machte sich auf die Suche nach diesem neuen Lynda-Tier, sah immer mehr Spuren, aber das scheue, schwer fassbare Tier selbst fand er nie. Er zeigte die Spuren anderen Fährtenlesern. Sie alle waren sich einig, dass diese Spuren nur von einem bisher unbekannten Tier stammen konnten, aber niemand gelang es je, das Lynda zu finden.

Schließlich starb der erste Fährtenleser, aber das Rätsel der Spuren blieb. Dies wurde zu einem Thema, das unter Wissenschaftlern großes Interesse erregte. Während Jahrzehnte und Jahrhunderte vergingen, in denen das Tier noch immer nicht gesichtet wurde, kamen viele Theorien auf. Die meisten behaupteten, dass diese Spuren gar nicht von einem Fabeltier stammten, sondern von Substanzen im Boden verursacht wurden. Die Wissenschaftler untersuchten, welche Elemente in den deutlichsten Fußabdrücken vorkamen. Sie untersuchten, wie viel Wasser im Boden vorhanden sein musste, um die besten Abdrücke zu bekommen. Und so weiter. Lehrstühle an großen Universitäten wurden für diejenigen geschaffen, die am besten verstanden, bei welchen Bedingungen im Boden und in der Atmosphäre die besten und deutlichsten Spuren entstanden. Es wurden sogar Nobelpreise an diejenigen vergeben, die die einleuchtendsten Theorien darüber formulierten, wie die Elemente der Erde die Spuren entstehen lassen. Auch alternative Theorien, die von astrologischen Ereignissen und großen Verschwörungen als Ursachen ausgingen, wurden vorgetragen, um die mysteriösen Spuren zu erklären.

Eines Tages ging ein kleines Mädchen, das alle Arten von Tieren liebte, im Wald spazieren. Im Wald gab es viele dieser chestaederförmigen Spuren, und das kleine Mädchen stieß auf ein kleines rehähnliches Tier, das gestürzt war und sich an den Beinen verletzt hatte. Vorsichtig trug sie das Tier nach Hause zu ihren Eltern, um zu fragen, ob jemand dem armen, lahmen Tier helfen könnte. Die Stadtbewohner waren erstaunt. Das kleine Tier, das natürlich sehr scheu war, hatte chestaederförmige Hufe. Das Rätsel war endlich gelöst. Dies war das lange gesuchte Tier, das die ganze Zeit über die Spuren hinterlassen hatte.

Das kleine Mädchen und ihre Familie pflegten das Tier wieder gesund und brachten es dann ganz aufgeregt in die große Universität, um es den Professoren zu zeigen. »Schaut, das Rätsel ist gelöst«, rief das kleine Mädchen aus. Aber die Professoren waren skeptisch. Sie ließen das Lynda testen, um zu sehen, ob es wahr sein könnte, dass dieses Tier und nicht die Kräfte der Erde die ganze Zeit über die Spuren hinterlassen hatte. Sie ließen das Lynda auf Beton laufen – keine Spuren. Auf dem Boden einer Sporthalle – keine Spuren. Im Wasser – immer noch keine Spuren. Sie kamen zu dem Schluss, dass das Lynda zwar einige interessante Merkmale aufwies – nämlich Hufe, die wie die Chestaeder-Spuren geformt waren –, aber unmöglich für die Spuren verantwortlich sein konnte. Sie kamen zu dem Schluss, dass, wie sie schon immer gesagt hatten, die Erde für die Spuren verantwortlich war.

Das Lynda hatte die ganze Zeit über die Spuren verursacht. Es war nur schwer zu finden, weil es so scheu ist. Richtig war aber auch, dass das Lynda ohne die Erde keine Spuren hätte hinterlassen können und dass, ganz wie die Wissenschaftler behaupteten, unterschiedliche Zusammensetzungen von Mineralien, Böden und Wasser die Qualität und sogar das Vorhandensein der Spuren beeinflussten. Ich glaube, auf unsere Nerven und in der Tat auf alle Komponenten von lebenden Systemen trifft dasselbe zu. In den Nerven ist die supraleitende Quantenkohärenz der wahre Nervenimpuls. Sie macht den Körper zu einem in sich geschlossenen Organismus. Und sie hinterlässt eine chemische Spur in den Nerven.

Wie in unserer Geschichte ist ohne chemische Stoffe keine Nervenaktivität möglich. Und genau wie in unserer Geschichte hat die Reinheit der chemischen Stoffe Einfluss auf die Übertragung oder die Spuren.

Aber sie sind nicht deren Ursache, könnten es nie sein. Es ist diese Verwechslung von Spur und Ursache, die die konventionelle Medizin so unfähig macht, die Wurzel der meisten Krankheiten zu erkennen, und ebenso unfähig, sie zu heilen. Ich behaupte nicht, dass die Linderung oder Behebung der sichtbaren Symptome den Erfolg nicht beeinflusst. Das kann sie durchaus, manchmal sogar in sehr positiver Weise. Aber sie kann nicht die Ursache finden oder behandeln.

Wie kommt es also zu diesem Phänomen der Quantenkohäsion in den Nerven? Zunächst einmal sind Axone hydrophile »Röhren«, die gut geeignet sind, das Wasser im Inneren unserer Nervenzellen zu strukturieren. Strukturiertes Wasser erzeugt, wie wir wissen, eine elektrische Ladung, die Bewegung auslöst. Und wir wissen, dass elektrische Impulse fast augenblicklich auch über enorme Entfernungen hinweg übertragen werden können. Wie beim Blutkreislauf sind das strukturierte Wasser und der Fluss der Elektronen die der Nervenübertragung zugrunde liegende Kraft, die eine chemische Spur hinterlässt.

Aber Lebewesen scheinen mehr zu sein als Apparate zur Erzeugung elektrischer Impulse. Selbst das scheint zu langsam, zu vereinfachend, zu reduktionistisch. Ich glaube, das, was wir *Leben* nennen – und was Steiner den Ätherleib nannte –, ist die Umwandlung eines »Stoffes«, der eine chemische Basis hat, in ein quantenkohärentes supraleitendes Phänomen. Das Leben ist immer mehr als die Summe seiner Teile. Und Leben ist nicht Leben, wenn es auf diese Teile reduziert wird. Ich glaube, der Grund dafür, dass es uns so schwerfällt, menschliche Krankheiten zu behandeln – und unsere Ökosysteme und Gemeinschaften wirklich zu pflegen –, liegt darin, dass wir noch nicht einmal das richtige Fundament haben, um Leben von Nichtleben zu unterscheiden. In Ermangelung einer kohärenten Auffassung von Leben sind Ärzte gezwungen, Leben so zu behandeln, als gehorche es den Gesetzen nicht lebendiger, materieller Substanzen. Ich glaube aber nicht, dass das der Fall ist. Ich glaube, wir sind kohärente, elektrisch geladene, supraleitende, lichterfüllte Wesen, und auf diesem Fundament muss die Medizin aufbauen – und ebenso der Heilungsprozess für alles Leben auf der Erde. *Krankheit, Gesundheit, Leben* – das sind Verben, keine Substantive. Es sind dynamische Prozesse, ein ständiges Fließen und Strömen und ein Austausch, und ich weiß nicht, wie wir Menschen jemals wirksam behandeln können, solange wir nicht anfangen, die Dinge auf diese Weise zu sehen.

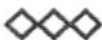

Woher kommt das supraleitende »Material«? Gönnen Sie mir ein paar Spekulationen: Gold ist das prominenteste und wichtigste einatomige Element mit neu geordneter Umlaufbahn und war ja vielleicht das, wonach die Weisen, Alchemisten und spirituellen Sucher auf der ganzen Welt seit Jahrtausenden gesucht haben. Es ist das ORME, oder die kosmische Form des Goldes, die die primäre supraleitende Matrix darstellt, ohne die die Nervenübertragung und das Leben selbst nicht möglich wären.

Der effektivste Weg, irdisches Gold in kosmisches Gold umzuwandeln, besteht darin, es in einen Hochgeschwindigkeitswirbler zu geben. Je schneller sich ein Wirbel dreht, desto kälter wird sein Zentrum, entgegen dem normalen Verhalten von Substanzen, denn je schneller sich etwas bewegt, desto wärmer wird es in der Regel. Dieser Hochgeschwindigkeitswirbel wird durch die von Frank Chester beschriebene Chestaederform des Herzens erzeugt. Ist es also möglich, dass sich das »Herz aus Gold« auf dessen einzigartige Fähigkeit bezieht, auf diese Weise ein irdisches Element in kosmisches Gold umzuwandeln und damit die Grundlage dafür zu schaffen, dass Leben existiert?

Mir ist klar, dass dies etwas weit hergeholt erscheint, aber denken Sie an die die Erfindung des Geldes. Fragen Sie sich, ob Sie wissen, dass die Erde sich um die Sonne dreht, und wenn ja, woher Sie *wissen*, dass die Erde sich um die Sonne dreht. Ist es, weil Sie die rückläufige Bewegung der Planeten beobachtet haben, oder weil man es Ihnen gesagt hat und es lächerlich wäre, etwas anderes zu glauben? Wovon wissen Sie in Ihrem Herzen, dass es wahr ist? Im nächsten Kapitel werde ich mich auf die letzte Etappe unserer Reise in Sachen Herz machen und erforschen, was wir mit Liebe meinen, die vielleicht eines der wenigen Dinge ist, von denen die meisten von uns wissen, dass sie wahr ist. Und woher kommt dieses Wissen, wenn nicht aus unserem Herzen?

KAPITEL 12

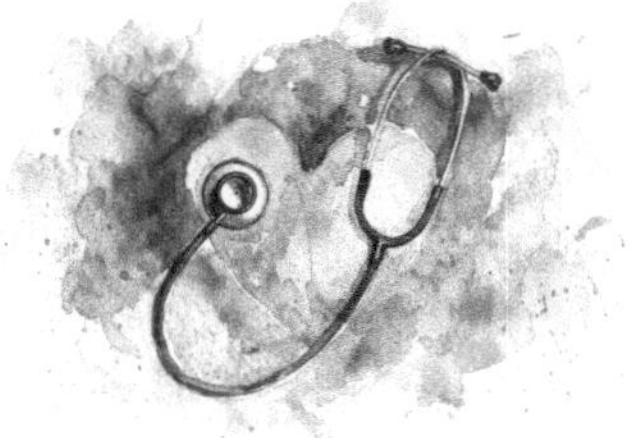

# Was hat die Liebe damit zu tun?

Dr. Paul Pearsall war Neuropsychologe und beriet Patienten vor und nach Herztransplantationen. In seinem 1999 erschienenen Buch *Heilung aus dem Herzen* beschreibt er die tiefgreifenden Auswirkungen, die ein neues Herz auf den Empfänger eines Transplantats haben kann. Er stellte fest, dass viele der Patienten, mit denen er nach ihrer Herztransplantation arbeitete, eine erhebliche und unerklärliche Veränderung ihrer Persönlichkeit - oder, wie ich es sehe, ihrer Wesensessenz - erlebten. Das Bestürzende daran war, dass diese neue Wesensessenz bei vielen von ihnen ein Abbild der Wesensart des Organspenders zu sein schien.

Für diese Wesensänderung, wenn man es so nennen will, könnte es viele Erklärungen geben. Eine Herztransplantation ist eine sehr beängstigende und traumatische Erfahrung, die den Menschen zwingt, sich mit seiner eigenen Sterblichkeit auseinanderzusetzen, und zwar auf ganz direkte, ja brutale Weise. Zudem erhalten die Patienten vor, während und nach der Operation starke Medikamente, auch solche, die verhindern sollen, dass ihr Körper das neue Organ abstößt; diese Medikamente können vorübergehende oder längerfristige psychische

Nebenwirkungen haben. Die Patienten können auch eine tiefe Erleichterung verspüren, nachdem sie ein neues, gesünderes Herz bekommen haben – das berauschende und überwältigende Gefühl, dass ihnen ein neues Leben geschenkt wurde, was die gesamte Lebensperspektive verändern kann. Die tiefgreifenden emotionalen und psychologischen Umwälzungen, die ein Patient durchmacht, der sich einer Herztransplantation unterzieht und sie überlebt, sind eine ganz normale und gesunde Reaktion auf ein derart einschneidendes Erlebnis.

Aber das ist keine ausreichende Erklärung für das, was Dr. Pearsall von seinen Patienten hörte. In *Heilung aus dem Herzen* erzählt er die Geschichte eines weißen Mannes mittleren Alters, der sein ganzes Leben in einer Fabrik gearbeitet, rassistische Überzeugungen vertreten und keinerlei, wie man vielleicht sagen könnte, höhere Interessen hatte, also an Dingen wie Oper und klassischer Musik. Dann erhielt dieser Mann von einem anonymen Spender ein neues Herz. In den Wochen und Monaten seiner Genesung bemerkte seine Frau tiefgreifende Veränderungen an ihm – sie beschrieb einen Mann, der fast ein neuer Mensch zu sein schien. Nicht nur, dass er erleichtert, dankbar und erschüttert von der Erfahrung einer Herztransplantation war. Er begann, sich an Orten aufzuhalten, die hauptsächlich von Afroamerikanern frequentiert wurden. Er freundete sich mit afroamerikanischen Kollegen an, die er zuvor gemieden und mit denen er keinerlei Gemeinsamkeiten gefunden hatte. Sogar sein Gang schien sich verändert zu haben. Und schließlich begann er – meist heimlich – klassische Musik zu hören, vor allem Violinkonzerte.

Monatelang versuchte der Mann, diese Veränderungen seiner Persönlichkeit geheim zu halten, hin- und hergerissen zwischen dem Mann, der er gewesen, und dem, der er geworden war. Aber die Veränderung seines Wesens war stärker und nicht aufzuhalten, und der Mann konnte sein neues Leben, seine neue Wesensessenz akzeptieren. Überaus neugierig geworden, begannen er und seine Frau, Nachforschungen über den Spender anzustellen. Sie fanden heraus, dass es sich um einen jungen Afroamerikaner handelte, der auf dem Weg zum Unterricht erschossen worden war. Schon das erschien ihnen rätselhaft und faszinierend; als sie aber Jahre später noch weitere Einzelheiten erfuhren – dass der junge Mann auf dem Weg zur Musikhochschule erschossen wurde, an der er klassische Violine studierte – überkam sie ehrfürchtiges Staunen.

Es gibt noch viele Geschichten wie diese. Und weil Spenderorgane häufig von ansonsten gesunden Menschen stammen, die gewaltsam zu Tode kamen, gibt es auch Fälle, in denen Empfänger eines Herzens der Polizei helfen konnten, ein Verbrechen aufzuklären, weil sie genau wussten, was an dem Tag, an dem »sie« starben, geschah. Natürlich war der Empfänger nicht anwesend, hatte den früheren »Besitzer« des Herzens nie kennengelernt oder von ihm gehört und hatte keine »irdische« Möglichkeit zu wissen, wie sich die Ereignisse abgespielt haben. Dennoch ist er oder sie – irgendwie – in der Lage, den Ermittlern Hinweise in Form genauer und nachprüfbarer Einzelheiten zu geben.[1]

In *Heilung aus dem Herzen* erklärt Dr. Pearsall, dass der Ansatz, mit dem er Transplantationspatienten hilft, sich an ihr neues Herz zu gewöhnen, darin besteht, sie dabei zu unterstützen, ihre bewussten, logischen Argumente außer Acht zu lassen und zu versuchen, einfach mit ihrem tatsächlichen Erleben des Augenblicks »mitzufließen«. Die meisten von uns haben eine solche Erfahrung gemacht und kennen den Unterschied zwischen dem Bewusstseinszustand, in dem der Verstand ständig analysiert, nachdenkt, sich Sorgen macht, plant, und jenen versunkenen, wenn auch seltenen Momenten, in denen man im Augenblick ist, einfach nur ist, wenn das ständige Karussell der Gedanken in unserem Kopf stillzustehen scheint.

Dr. Pearsall berichtet von Transplantatempfängern, denen dies nie gelingt. Anscheinend gibt es bei ihnen keine neuen Erinnerungen oder neue »Wesensessenz«. Viele dieser Patienten hören nie auf, mit ihrer Realität nach der Transplantation zu hadern. Bei den Patienten, denen es entweder auf natürliche Weise oder mithilfe der Beratung von Dr. Pearsall gelingt, sich mit neuen Erinnerungen und einer neuen Wesensessenz zu arrangieren oder sie sogar bereitwillig anzunehmen, sind die gesundheitlichen Ergebnisse oft am besten. Wenn sie diesen Punkt erreicht haben, freuen sich viele sogar über ihre Wesensänderung – und über ihr ganzes neues Leben.

Solche Veränderungen wurden bei Patienten mit Nieren-, Leber- oder Lungentransplantation nicht beobachtet. Anscheinend bekommt man nur mit einem neuen Herzen eine neue »Persönlichkeit«. Und mit der neuen Persönlichkeit kommt die Notwendigkeit der Wahl, die Freiheit der Wahl, ob man diese Persönlichkeit unterdrücken oder annehmen will. Manche Menschen unterdrücken sie, und oft ist ihr ganzes weiteres Leben geprägt von enormen Kämpfen und Konflikten. Andere entscheiden sich, diese Wesensänderung zu akzeptieren, mit ihr zu fließen, erwartungsvoll – wenn auch ängstlich – zu sehen, wohin sie sie führt. Zwar ist dieses Phänomen bei den Empfängern von Herztransplantaten am intensivsten, aber wer von uns hat nicht auch schon eine solche Erfahrung gemacht? An einem Scheideweg stehend, oft nach einem tragischen, traumatischen oder bedrohlichen Erlebnis wie einer chronischen Krankheit oder einem Unfall, steht man vor der Wahl zwischen dem verzweifelten Versuch, an dem Leben festzuhalten, wie man es kannte – einem Leben, das zwar vertraut und daher bequem ist, aber vielleicht nicht mehr das Richtige für einen –, und einem beängstigenden, aber aufregenden Sprung ins Unbekannte, bei dem Sie nur von etwas Mächtigem in Ihrem Inneren geleitet werden, von etwas, das in Ihrem Herzen zu wohnen scheint und Ihnen den Mut gibt, sich ohne Angst voranzuwagen auf einem unbekannten Kurs.

Als ich meine Frau Lynda kennenlernte, war es, als würde ich ein neues Herz bekommen. Sie war ein Geschenk aus einem Reich, von dessen Existenz ich bis dahin nichts gewusst hatte und das ich nicht wirklich erfassen konnte. Aber ich stand auch vor einer Wahl: mein

Leben nach dieser neuen Realität auszurichten oder sie zu ignorieren, weil auf dem neuen Weg so viele Unwägbarkeiten und so viel unbekanntes Terrain auf mich warteten. Ich glaube, es ist die Liebe, die uns den Mut gibt, diese Entscheidung zu treffen, diesen Sprung ins Unbekannte zu wagen. Und wo wir die Liebe finden, finden wir unweigerlich das Herz. Es ist der Kern unseres Wesens, der Hüter unserer Wesensessenz.

Was hat das Herz mit Liebe zu tun? Wahrscheinlich gar nichts, wenn man den Kardiologen Glauben schenken will. Das Herz ist ein fein innerviertes Stück spezialisierter Muskel. Es existiert nichts anderes als dieser physische Stoff. Seziert man ein Herz, so offenbart sich nichts, was man Liebe nennen könnte. Das heliozentrische, moderne, wissenschaftliche, quantitative, auf Doppelblindstudien beruhende, mechanistische Paradigma besagt, dass es keinen Zusammenhang zwischen dem Herzen und der Liebe gibt. Und doch haben über Jahrhunderte und Kulturen hinweg so viele Menschen – Dichter, Schriftsteller, Liebende, Mütter, Väter, Kinder, sogar Wissenschaftler – die Liebe erfahren und sie mit dem Herzen in Verbindung gebracht. Wie kommt das? Wo liegt die Wahrheit?

Ich kann die Liebe weder definieren noch sie in ein paar Worten beschreiben. Aber ich weiß, dass die Liebe, vielleicht mehr als jedes andere Gefühl, den Kern unseres Wesens berührt. Man kann etwas nicht auf eine oberflächliche Weise lieben. Oberflächlichkeit und Liebe schließen sich gegenseitig aus.

Aber was ist mit dem Kern unseres Wesens gemeint? Stellen Sie sich vor, Sie wären ein kleines Kind, das in einem Park spielt. Dann stellen Sie sich vor, Sie wären ein Teenager, ein junger Erwachsener und dann ein Mensch mittleren Alters oder eine ältere Person mit langsamerem, steiferem Gang. Es spielt keine Rolle, ob Sie bereits ein hohes Alter erreicht haben oder nicht. Rein physisch gesehen sind die Zellen in ihrem Körper – die Dinger, an die Wissenschaftler und Ärzte »glauben« – in jedem dieser Szenarien andere, weil Ihr Körper

Ihre Zellen im Laufe der Zeit austauscht. Nichts ist identisch zwischen diesem im Park spielenden kleinen Kind und dem älteren, langsam und vorsichtig gehenden Menschen.

Und doch wissen wir alle, dass es einen roten Faden gibt, der sich bei jedem von uns durch das Leben zieht, die Essenz unseres Wesens. Wir wissen, dass es eine Kontinuität gibt zwischen dem Kind, das war, und dem Älteren, der sein wird. Obwohl es unmöglich ist, die Wesensessenz eines Menschen zu beschreiben, ohne dass es zu oberflächlich klingen würde, glaube ich, dass Mozarts Wesensessenz – und der Grund, warum er uns so viel zu geben vermochte – mit der Spannung zwischen seinem musikalischen Genie und seinem jugendlichen Alter in Beziehung stand. Tiger Woods' Wesensessenz hat eine nahezu mystische Beziehung zum Golfsport und den natürlichen Folgen einer verlorenen Kindheit. Dostojewskis Wesensessenz war verbunden mit Gerechtigkeit und Freiheit; diese Ideen, diese tief verwurzelten Überzeugungen durchdrangen alles, was er im Laufe seines Lebens schrieb und tat. Was mich betrifft, so hängt meine Wesensessenz zusammen mit dem Bestreben, zum Kern einer Frage vorzudringen, mit einem tiefen Unbehagen an Antworten, die mir auf dem Silbertablett serviert werden, eine Essenz, die mich mein ganzes Leben lang begleitet hat. Diese Wesensessenz scheint bereits bei oder vor der Geburt anwesend zu sein und uns mindestens bis zum Tag unseres Todes zu begleiten.

Diese Wesensessenz zeigt sich auch in der Art und Weise, wie wir uns räumlich auf uns selbst beziehen. Wenn man mit einer Geste auf sich verweisen will, zeigt man nicht auf seinen Fuß und sagt: »Das bin ich.« Man zeigt auch nicht auf seine Genitalien, seinen Bauch, sein Gesäß, ja noch nicht einmal auf seinen Kopf und sagt: »Das bin ich.« Probieren Sie es. Es fühlt sich seltsam und falsch an. Dann zeigen Sie auf Ihr Herz und finden Sie heraus, ob Sie spüren: »Hier wohne ich.«

Wissenschaftlich ist das vielleicht nicht. Aber eindeutig das, was wirklich passiert. Und wieder stellt sich die Frage, welcher Art von Wissen Sie vertrauen? Wenn Sie eine Verbindung zu einem anderen schaffen wollen, halten Sie ihn dann nah an Ihren Fuß, an Ihr Gesäß oder an Ihren Kopf? (Probieren Sie das mit einem Kind oder einem geliebten Haustier. Ich vermute stark, dass es sich seltsam und falsch anfühlen wird.) Nein, was man liebt, hält man nah an sein Herz. Instinktiv stellen wir das Vorhandensein einer tiefen Verbindung dadurch dar, dass wir auf unser Herz zeigen – und das hat nichts damit zu tun, dass wir diesen Teil unserer Anatomie leicht mit den Armen erreichen können. Nicht einmal Kardiologen halten ihre Kinder an ihren eigenen Po, wenn diese traurig sind oder sich wehgetan haben.

Wenn wir eine tiefe Überzeugung vermitteln wollen, halten wir häufig unsere geballte Faust – die etwa die gleiche Größe und Form hat wie unser Herz – über unser Herz. Wir halten sie nicht über unseren Kopf oder über unseren Bauch. (Probieren Sie es aus und spüren Sie, wie es sich anfühlt.) Wenn wir eine emotionale Verbindung schaffen wollen, tiefe Gefühle ausdrücken oder deutlich machen wollen, dass es um unsere »Wesensessenz« als Mensch geht, zeigen wir sofort, dass unser Herz beteiligt ist.

Die Liebe betrifft notwendigerweise den tiefsten Teil unseres Wesens, unsere Wesensessenz. Niemand, nicht einmal der größte Zyniker unter uns, möchte, dass man zu ihm sagt: »Ich liebe dich von ganzem Fuß« oder »Mein Gehirn liebt dich sehr« oder, noch schlimmer, »Meine Genitalien sind in dich verliebt«. Kein Mensch will das hören. Als sinnvoll akzeptieren wir nur Formulierungen, in denen das Herz vorkommt.

Wie die Wesensessenz gehört auch die Freiheit notwendigerweise zur Definition von Liebe. Damit es Liebe ist, muss eine Person Ihnen sagen – und vor allem durch frei gewählte Handlungen zeigen –, dass sie aus freien Stücken den Weg gewählt hat, mit Ihnen zusammen zu sein, für Sie zu kämpfen, Sie zu beschützen, für Sie zu sorgen. Jemanden lieben, weil ich keine andere Wahl hatte, jemanden lieben, weil mir eine Waffe an den Kopf gehalten wurde, jemanden lieben, um meinen Vater zu beeindrucken, oder jemanden lieben, weil es wirtschaftlich gesehen die vernünftigste Entscheidung war – so etwas gibt es nicht. Diese Art von »Liebe« ist entweder nicht von Dauer oder wird zur schlimmsten Folter. Damit es Liebe ist, muss die Freiheit da sein, sich dafür zu entscheiden. Aber vielleicht noch genauer, diese Freiheit muss da sein, und doch ist die Verbindung gleichzeitig unabwendbar. Es ist, als halte die Welt einem sozusagen die Möglichkeit vor Augen, und dann ist man gezwungen, dem Weg zu folgen – so, als ob etwas Mächtiges im eigenen Inneren einen auf diesem Weg führt, was auch immer der Verstand sagen mag.

# Nachwort

Es gibt viele Möglichkeiten, sich ein Leben vorzustellen. Ich stelle mir das Leben gern als Partitur vor. Am Anfang des Stücks schlagen Sie ein zentrales Thema an, spielen ein wenig mit diesem Thema und erkunden dann in derselben Tonart möglichst viele Ideen. Im Laufe des Stücks vertiefen Sie das zentrale Thema immer mehr und mit wachsender Klarheit, Raffinesse und Kühnheit. Dabei erforschen Sie immer wieder verwandte Ideen, ohne jemals die Verbindung zum Hauptthema zu verlieren oder sich allzu weit davon zu entfernen. Wenn Sie sich dem Finale nähern, kommen Sie, wenn alles gut gelaufen ist, zu einer gewissen Auflösung der Idee des Stücks. Wenn Sie Glück haben, finden Sie eine Art von Frieden oder Harmonie, oder vielleicht Akzeptanz der Themen, mit denen Sie sich Ihr Leben lang auseinandergesetzt haben.

Obwohl ich hoffe, dass ich dem Finale noch nicht zu nahe bin, ist dieses Buch für mich diese Auflösung – und das Verstehen des Herzens sein zentrales Thema. Ich hoffe natürlich, auch nach dem Überschreiten der Schwelle zu meinen Sechzigern mein Wissen und mein Verständnis des Herzens immer noch zu erweitern, aber ich spürte, dass die Zeit gekommen war für eine Bestandsaufnahme dessen, was ich bisher erreicht habe. Ein wichtiger Auslöser für dieses Gefühl war die Begegnung mit meinen Enkelkindern – Ben, Sam und Amiya.

Ben ist unser erstes Enkelkind, das erste Kind meiner Tochter Molly und meines Schwiegersohns Andrew. Lynda lernte Ben vor mir kennen, denn sie war nach New Hampshire gereist, um Molly beim Umzug zu helfen, als Ben noch ein Säugling war. Als sie nach Hause zurückkam, erzählte sie ganz fasziniert, sie habe oft gesehen, dass Ben sie anlächelte, wenn sie zu ihm hinüberschaute, so als wolle er sie auf sich aufmerksam machen oder mit ihr auf irgendeine Weise interagieren. Als ich Ben das erste Mal sah, war es Liebe auf den ersten Blick.

Ich erkannte, was für ein riesiger Unterschied zwischen Elternsein und Großelternsein besteht. Als Großeltern hat man keine Erwartungen und weniger Ängste. Man macht sich keine Sorgen darüber, ob die Kinder sich richtig benehmen oder die Meilensteine ihrer Entwicklung erreichen. Es ist vielmehr, als begegnete man reiner Freude.

Als Ben 2½ Jahre alt war, verbrachten Molly und die beiden Jungen einen Monat bei uns in San Francisco, während Andrew beruflich unterwegs war. Wenn ich von der Arbeit nach Hause kam, sprang Ben auf, sobald er die Tür gehen hörte, und ich hörte: »Gampa ist da!« Er kam in meine Arme gerannt, und wir lächelten uns an und umarmten uns. Dann nahm er mich bei der Hand, um mir seinen Bauernhof zu zeigen. Ich gab ihm sein »Geschenk« des Tages, normalerweise einen Zungenspatel. (Wow, ein neues Schwert!) Wir arbeiteten gemeinsam an dem Bauernhof, den er aus Bauklötzen baute, gingen den »echten« Garten gießen, das Gemüse für das Abendessen ernten, und manchmal fütterten wir die Hühner und die Würmer.

Einfach leben – der Fluss des Gebens und Nehmens von einem zum anderen. Ich habe sehr geweint, als es Zeit für Ben und Sam war, nach Hause zu fahren. Großelternschaft ist vielleicht das letzte und schönste Geschenk unseres Lebens. Es verbindet uns mit dem Leben wieder auf eine Weise, die uns immer mehr abhandenkam, als wir der Freude und Begeisterungsfähigkeit unserer eigenen Kindheit entwuchsen. Natürlich werden die Enkelkinder größer werden und vielleicht anfangen, sich über diesen alten Mann zu wundern, wenn sie beginnen, ihr eigenes unabhängiges Leben zu leben, das sie immer stärker absorbieren wird. Aber während ich jetzt in dem Fluss dieses unglaublichen Gebens und Nehmens lebe – Zeit mit Lynda verbringe, meinen Garten versorge, meine Patienten über ihr Leben befrage und mit meinen Enkeln Bauernhöfe aus Bauklötzen baue –, kann ich nicht anders, als Bilanz zu ziehen. Und obwohl ich es hasse, Rezepte zu geben, soll hier doch stehen, was ich über die Pflege des Herzens weiß:

- Essen Sie gute Lebensmittel und nur gute Lebensmittel. Beginnen Sie mit dem Buch *Das Vermächtnis unserer Nahrung*, und passen Sie Ihre Ernährung dementsprechend an.
- Trinken Sie nur gutes Wasser – Wasser, das rein, mineralisiert und strukturiert ist. Besuchen Sie *www.dancingwithwater.com*, und sehen Sie von da aus weiter.
- Gehen Sie so oft wie möglich in die Sonne (ohne sich einen Sonnenbrand zu holen).
- Laufen Sie so oft wie möglich barfuß auf Erde, besonders am Strand, an Seen, Flüssen und am Meer. Spielen Sie – barfuß – im Wasser.
- Versuchen Sie, so viele lebende Wesen wie möglich zu heilen. Das können Pflanzen, Tiere, Berge, Felder, Flüsse, Seen, Beziehungen und andere Menschen sein. Alles um uns herum lebt. Finden Sie die lebenden Wesen, die Ihnen am Herzen liegen, pflegen Sie sie, seien Sie derjenige, der für ihr Wohlergehen verantwortlich ist. Lieben Sie sie, beschützen Sie sie, kämpfen Sie für sie, sorgen Sie für sie.

Schließlich, und das ist vielleicht das Wichtigste, lassen Sie möglichst viele Ihrer Überzeugungen los, auch die sogenannten lieb gewonnenen. Hüten Sie sich davor, an irgendwelche Institutionen oder Abstraktionen zu glauben (zum Beispiel Nationen, Patriotismus, Kapitalismus). Fragen Sie sich, was Sie im Herzen als wahr erkennen, im Gegensatz zu dem, was man Ihnen erzählt hat. Nur Wissen kommt aus Ihrem Herzen. Wenn Sie dieses Loslassen so oft praktiziert haben, dass es zur Gewohnheit geworden ist, drehen Sie sich ab und zu um und schauen Sie, wer und was in Ihrer Nähe steht. Wenn jemand oder etwas dort Ihr Herz berührt (Sie werden es wissen), dann tun Sie, was in Ihrer Macht steht, damit dieser jemand oder dieses etwas Teil Ihres Lebens wird.

ANHANG A

# Die Herzdiät nach Cowan

Grundlage jeder sinnvollen Therapie ist das eingehende Verständnis der Ursache des zu behandelnden Problems. Bei Herzkrankheiten ist die wichtigste Ursache, die wir mit unserer Ernährung beeinflussen können, die Entzündung der Blutgefäße. Nach der herrschenden Theorie bilden sich Plaqueansammlungen in den Blutgefäßen, weil Plaquebildung eine therapeutische Reaktion auf eine chronische Entzündung in den Arterien ist. Dieses Entzündungsgeschehen ist eines der Anzeichen für das metabolische Syndrom, das ich in Kapitel 7 behandelt habe. Die Ernährungstherapie ist ein entscheidendes Element bei der Behebung des metabolischen Syndroms. Statt einer Liste von Lebensmitteln, die Sie essen oder nicht essen sollen, finden Sie in diesem Ernährungsratgeber einige sinnvolle Grundsätze, mit deren Hilfe Sie sich eine Diät zusammenstellen können, die für Sie funktioniert und Ihre Gesundheit verbessert. Am Ende des Buches habe ich einige Beispielmenüs angefügt, um Ihnen eine Vorstellung davon zu geben, wie Sie diese Grundsätze in die Praxis umsetzen können. Sechs Grundsätze bestimmen die Cowan-Herzdiät:

## Grundsatz eins: Auf Qualität kommt es an

Der erste Grundsatz der Herzdiät nach Cowan ist Qualität. Das heißt, alle Lebensmittel, die Sie zu sich nehmen, sind von so guter Qualität, wie Sie irgend finden und, in manchen Fällen, sich leisten können. Bei der Beurteilung der Qualität von Lebensmitteln folge ich einem einfachen Leitgedanken: Sie sollten auf die Weise angebaut oder gehalten werden, die für das Lebewesen, das wir essen wollen, am gesündesten ist. Das bedeutet, das gesündeste Huhn ist ein Huhn, das so gehalten wurde, wie es für das Huhn am besten ist. Unser Weg zur Gesundheit kann niemals über den Verzehr von kranken Pflanzen oder Tieren führen. Das macht die Entscheidungsfindung einigermaßen einfach. Wir beginnen mit einer einfachen Frage: Unter welchen Bedingungen würde diese Karotte, dieses Huhn oder dieser Lachs gedeihen? Hier einige Faustregeln dazu:

1. Tierische Lebensmittel. Bei Lebensmitteln tierischen Ursprungs, sei es vom Land oder aus dem Meer, wählen Sie Tiere, die so gehalten wurden, wie es mit der Natur des Tieres am besten vereinbar ist. Kühe sind am gesündesten, wenn sie auf der Weide gehalten werden. Fische sind am gesündesten, wenn sie sich ihre Nahrung in Meeren, Seen oder Flüssen frei suchen können. Hühner müssen auf der Wiese scharren und fressen können, und Schweine müssen mit dem Rüssel im Wald buddeln dürfen. Indem wir den Tieren erlauben, ihre einzigartige Natur frei zu entfalten, ehren wir nicht nur das Opfer dieser Tiere, sondern stellen auch sicher, dass wir gesunde Tiere essen und zu einem funktionierenden Ökosystem beitragen.
2. Saaten als Lebensmittel. Zu dieser Kategorie gehören Samen, Nüsse, Körner und Hülsenfrüchte. Ich kann zwar absolut nicht behaupten, die Vorlieben und Abneigungen eines Mandelbaums zu verstehen, aber ich kann mir vorstellen, dass alle Pflanzen es »genießen«, in einem vielfältigen Ökosystem zu wachsen und nicht in einer Monokultur, wie sie in der konventionellen Landwirtschaft üblich ist. Einer der besten biologisch-dynamischen Gärtner, die ich kenne, pflanzt in jedes Gemüsebeet immer ein oder zwei Kräuter oder Blumen, damit »das Gemüse etwas

Schönes zum Angucken hat«. Manche Leute werden sagen, das sei verrückt, weil Gemüse schließlich keine Augen hat, aber wir wissen, dass Artenvielfalt und Widerstandsfähigkeit zusammenhängen und dass der gemischte Anbau vieler verschiedener Pflanzen eine der besten Methoden ist, um Schädlinge abzuwehren und die Gesundheit unserer Nahrungspflanzen zu sichern. Das Konzept des Permakultur-Waldgartens lehrt, dass der Anbau von Nussbäumen zusammen mit anderen Nahrungspflanzen, oft als eine Art Unterwuchs, die Gesundheit des Bodens und der Bäume verbessert und die Erträge maximieren kann. Aus diesen Gründen sollten Lebensmittel aus Saaten, wenn irgend möglich, in einer vielfältigen, biologischen, biodynamischen oder Permakultur angebaut werden.

Für die Zubereitung sollte diese Art von Lebensmitteln 12–24 Stunden lang eingeweicht oder vor dem Kochen gekeimt werden. Durch diesen einfachen Schritt werden einige der Antinährstoffe abgebaut, die in Samen enthalten sind, um eine vorzeitige Keimung zu verhindern. Das Einweichen oder Keimen von Samen, Nüssen, Getreide und Hülsenfrüchten bewirkt, dass sie leichter zu kochen, schmackhafter und leichter verdaulich sind.

3. Gemüse und Obst. Im Allgemeinen sollte der jeweilige Anteil von Gemüse und Obst bei etwa 80 Prozent Gemüse und 20 Prozent Obst liegen. Auch diese Lebensmittel sollten sämtlich aus nachhaltigem Anbau stammen. Dies wird in Grundsatz zwei ausführlicher behandelt.

## Grundsatz zwei: Die richtige Art, Gemüse zu essen

Aufgrund der Berichte über die Ernährungsgewohnheiten gesunder traditioneller Völker, meiner 2-jährigen Erfahrung im ländlichen

Swasiland und der Richtlinien des amerikanischen Landwirtschaftsministeriums bin ich zu dem Schluss gekommen, dass selbst die gesundheitsbewusstesten Amerikaner in einer regelrechten Nahrungswüste leben, was den Verzehr von Gemüse angeht. Viele traditionelle Völker aßen sehr viel und sehr viele verschiedene Arten von Gemüse. Diese Vielfalt umfasste zahlreiche Wurzelgemüse, viele unterschiedliche Arten von Blattgemüse und etliche »Frucht«-Gemüse wie zum Beispiel Kürbis. Die Angehörigen des Miwok-Stammes in Nordkalifornien verzehrten im Jahr etwa 120 verschiedene Sorten Gemüse. Einige davon waren mehrjährig, einige 1-jährig, einige wurden in Gärten angepflanzt, andere wurden in Wiesen und Wäldern gesammelt. Es gibt Hinweise darauf, dass die Miwok das gesamte Land, auf dem sie lebten, pflegten, um eine ausreichende Menge von Gemüse in ihrer Ernährung zu gewährleisten, aber auch, damit die Tiere, die sie jagten, in ihrem Lebensraum ausreichend Nahrung fanden.

In manchen Teilen der Vereinigten Staaten haben die Menschen Zugang zu gesunden Bezugsquellen für die tierischen Produkte, Körner, Samen, Nüsse und Bohnen, die ich empfehle. Doch selbst in der gut mit Lebensmitteln versorgten San Francisco Bay Area, wo ich lebe, haben nur sehr wenige Menschen Zugang zu 120 verschiedenen Gemüsesorten. Vor allem ist es den allermeisten unmöglich, an ausreichende Mengen von mehrjährigen Gemüsesorten zu kommen, die mit ihren ausgedehnten Wurzelsystemen Nährstoffe aus dem Boden »gewinnen« können, die für einjährige Pflanzen unerreichbar sind.

Außerdem entwickeln mehrjährige Pflanzen in vielen Fällen auch ein robusteres Abwehrsystem als ihre 1-jährigen Verwandten. Das heißt, sie produzieren eine Fülle von chemischen Schutzstoffen, die die Pflanze vor Krankheiten und Fressfeinden schützen sollen. Diese Abwehrkräfte helfen auch den Tieren, die sie fressen, Krankheiten abzuwehren; so enthält zum Beispiel Ashitaba (aus der Gattung *Angelica*) in ihrem Stängel krebsbekämpfende Chalkone. Um sich gesund zu ernähren, müssen Sie kein Botaniker oder Biochemiker sein. Aber Sie müssen die Grundsätze einer abwechslungsreichen pflanzlichen Ernährung verstehen. Das bedeutet, dass Sie pro Tag jeweils eine kleine Menge von mindestens fünf bis zehn verschiedenen Gemüsesorten zu sich nehmen sollten. An den meisten Tagen sollten grünes Gemüse (Blattgemüse), rotes/orangefarbenes Gemüse (Karotten/rote oder gelbe Bete/Kürbis), weißes Gemüse (Zwiebeln, Lauch, Knoblauch) und violettes/schwarzes Gemüse (Baumkohl, Schwarze Indigo-Tomaten) dabei sein. Achten Sie außerdem darauf, dass sowohl Wurzelgemüse als auch Blattgemüse und Fruchtgemüse (Kürbis, Zucchini, Paprika) und einige 1-jährige Pflanzen auf Ihrem Speiseplan stehen. In meiner Broschüre *How (and Why) to Eat More Vegetables* finden Sie detailliertere Richtlinien.

## Grundsatz drei: Intervallfasten

Stellen Sie sich vor, Sie würden Ihr ganzes Leben lang jeden Tag alle 8 Stunden etwas essen. Sie essen kurz vor dem Schlafengehen und gleich nach dem Aufwachen am Morgen, und dann weiter den ganzen Tag über in regelmäßigen Abständen. Was passiert dabei mit Ihnen auf der Stoffwechsel- und der hormonellen Ebene?

Sie würden sich Ihr ganzes Leben lang im Zustand der Nahrungsaufnahme und des Aufbaus befinden, dem anabolen Zustand. Das bedeutet, dass in Ihrem Körper die Hormone und insbesondere das Insulin gebildet werden, die Ihnen signalisieren, dass Sie »aufnehmen« und dass ein etwaiger Überschuss als Fett gespeichert werden sollte. Hält dieser Zustand Tag für Tag und Jahr für Jahr an, so werden Sie immer fetter und fetter, ganz gleich was Sie essen oder wie gesund das ist. Der hohe Insulinspiegel wird zu einem ausgewachsenen metabolischen Syndrom führen, das heißt zu einer Kombination aus Fettleibigkeit,

Bluthochdruck (weil Insulin Flüssigkeitseinlagerungen verursacht und so den Druck in den Blutgefäßen erhöht), Arthritis (Insulin führt zu Entzündungen), Diabetes und anderen Anzeichen von Degeneration. Die Natur hat das nicht so geplant, und das ist auch ein Grund, warum wir schlafen und fasten, wenn wir uns krank fühlen.

Unser Körper ist so angelegt, dass uns bei 12 Stunden ohne Nahrungsaufnahme zunächst die Elemente in unserer Nahrung ausgehen, die unseren Blutzuckerspiegel im normalen Bereich halten, und dann die in unserer Leber gespeicherte Stärke (Glykogen), die nächste leicht verfügbare Quelle für Zucker im Blut. Sobald diese 12-Stunden-Marke erreicht ist, ändern sich der Zustand unseres Stoffwechsels und unser hormoneller Zustand, und wir treten in eine katabole oder Abbauphase ein. Das wichtigste Hormon in der katabolen Phase ist Glukagon, der Antagonist des Insulins. Glukagon regt die Mobilisierung, also den Abbau und die Umwandlung, unserer Fettspeicher an und bildet so die nächste Verteidigungslinie gegen einen sinkenden Blutzuckerspiegel. Solange dieser vorübergehende Fastenzustand anhält, verlagert der Körper einen größeren Teil des Blutflusses in das Herz, in das Gehirn und in die Muskeln, vielleicht damit wir uns geistig und körperlich mehr auf die Nahrungssuche ausrichten. Das Hormon Glukagon und die Ereignisse, die diesen katabolen Zustand begleiten, reduzieren Entzündungen, wo auch immer im Körper sie auftreten. Außerdem wird die Umwandlung der Fettzellen angeregt, sodass sie gespeicherte Giftstoffe ausscheiden können. Weil das Gehirn stärker mit Blut versorgt wird, sind wir wacher und konzentrierter und können klarer denken.

Jeder, der an irgendeiner Art von Ungleichgewicht aufgrund von Ablagerungen im Körper, wie etwa Plaque in den Arterien oder Kalkablagerungen in den Gelenken leidet, wäre gut beraten, sich regelmäßig in diesen vorübergehenden katabolen Zustand zu versetzen. In ihrer Klugheit lassen die Natur und unser Körper uns unter anderem deswegen krank werden, weil wir mehr Zeit in diesem katabolen Zustand verbringen müssen; und wenn wir nicht bereit sind, ihn absichtlich durch intermittierendes Fasten herbeizuführen, wird unsere innere Weisheit das für uns tun. Wir werden krank, hören auf zu essen, erhöhen unsere Körpertemperatur, spülen angesammelte Giftstoffe aus und kommen dann wieder auf die Beine. Anstatt ein Leben mit chronischer Krankheit aufgrund von Ablagerungen oder mit häufigen akuten Erkrankungen und der damit einhergehenden mentalen Beeinträchtigung zu führen, können wir durch Intervallfasten die Dinge selbst in die Hand nehmen.

Intervallfasten ist einfach. Es bedeutet, mehr als 12 Stunden lang keine Nahrung zu sich zu nehmen, insbesondere keine Lebensmittel oder Nahrungsergänzungsmittel, die auch nur eine Spur von Eiweiß oder Kohlenhydraten enthalten. (Reine Fette wie Kokosöl, Ghee und Butter verändern die beschriebenen hormonellen Vorgänge nicht.) Nach 12 Stunden ist Ihr Glykogen aufgebraucht, und Sie beginnen, Fett zu verbrennen. Wenn Sie an 1–6 Tagen pro Woche diesen Zeitraum auf 17 oder 18 Stunden ausdehnen, haben Sie eine wirksame Strategie, um Fett zu verbrennen, Gewicht zu verlieren, Diabetes zu bekämpfen, Ihren Blutdruck zu senken, Entzündungen zu reduzieren und Ihre geistige Klarheit zu steigern. Vielen Berichten zufolge ist dies die wirksamste Anti-Aging-Strategie, die es gibt.[1]

Essen Sie dazu früh zu Abend, spätestens um 18:00 Uhr. Gehen Sie zu Bett und wachen Sie zu Ihrer normalen Zeit auf. Trinken Sie nur Wasser, statt wie üblich zu frühstücken, und seien Sie körperlich aktiv (ich gärtnere gerne, wenn möglich) bis etwa Mittag. Nehmen Sie zwischen 12:00 und 18:00 Uhr Ihre gewohnten hochwertigen Lebensmittel zu sich. Mit der Zeit werden Sie die positiven Auswirkungen des Fastens spüren und sich geradezu nach den Fastentagen sehnen, weil sie Ihnen ein Gefühl des Wohlbefindens vermitteln. Das ist eine einfache Maßnahme, die bei fast allen Menschen die Gesundheit stärkt.

# Grundsatz vier: Makronährstoffe in der Nahrung

Bei der Zusammensetzung der Makronährstoffe geht es um die drei Hauptbestandteile unserer Nahrung: Fette, Proteine und Kohlenhydrate. Im Allgemeinen dienen Kohlenhydrate als Energiequelle, Proteine als Rohstoff für den Aufbau der Proteine und Enzyme, die die strukturellen und funktionellen Bestandteile unseres Körpers bilden, und Fette werden zur Regulierung von Entzündungen, zur Hormonbildung und als sekundäre oder Reserveenergielieferanten genutzt. Zumindest ist dies das Schema, das man uns im Biochemieunterricht beibringt. Aus Forschungen zur ketogenen Diät und zu neurologischen Erkrankungen wird immer deutlicher, dass Fette die besten Energielieferanten für unser Herz und Gehirn sind.[2] Letztere sind auch die beiden Organe im menschlichen Körper, die am meisten Energie und Sauerstoff verbrauchen.

In dem einzigen Buch, das er über Medizin geschrieben hat, wies Rudolf Steiner auf die entscheidende Rolle des Fettkonsums bei der Vorbeugung und Behandlung von degenerativen Krankheiten hin. Zudem war er der Meinung, dass tierische Fette (zum Beispiel Butter) am effizientesten die Wärme erzeugen, die der Mensch benötigt, um Degeneration und Alterung vorzubeugen. Mit dem Thema Wärme befinden wir uns im Bereich des Herzens, denn es ist das Herz, das Wärme erzeugt, und es ist das Herz, das bevorzugt Fette als Energiequelle nutzt. Herzpatienten rate ich von einer fettarmen Ernährung ab.

Butter oder Ghee aus Weidemilch und Kokosöl bester Qualität sollten zu jeder Mahlzeit verzehrt werden und während der Fastenperioden bei Bedarf auch als Energiequelle zwischen den Mahlzeiten. Dadurch dass wir reichlich Fett zu uns nehmen und gleichzeitig weniger Kohlenhydrate, werden wir schließlich fett-angepasst – ein Begriff, der wissenschaftlich schwer zu definieren ist, aber sich auf den Punkt bezieht, an dem eine Person aufgenommene Fette schnell in eine ausreichende Menge Blutzucker umwandeln kann. Diese Anpassungsfähigkeit ist von Mensch zu Mensch sehr unterschiedlich, weshalb ich Patienten keine festen Regeln und Grenzen für die Kohlenhydratzufuhr vorgebe. Es geht darum, bei der Energiegewinnung aus der Nahrung flexibler zu werden.

Die meisten Amerikaner wählen den einfachen, schädlichen Weg der Energiegewinnung: Sie nehmen über den ganzen Tag verteilt in regelmäßigen Abständen raffinierte Kohlenhydrate zu sich statt hochwertiger Fette und einer kleinen Menge der komplexen Zucker aus Gemüse. Wenn Sie herausfinden wollen, wie fett-angepasst Sie sind, stellen Sie ein paar Tage lang die Kohlenhydratzufuhr ganz ein und sehen Sie, wie Sie sich fühlen. Die meisten Menschen fühlen sich schlapp, energielos und angeschlagen, weil sie nicht in der Lage sind, Fette als Energiequelle für ihren Stoffwechsel zu nutzen.

Die Strategie, die ich gerne anwende, besteht in einer allmählichen Reduzierung der Kohlenhydrate bei gleichzeitiger schrittweiser Erhöhung des Verzehrs von Butter oder Ghee aus Weidemilch und von Kokosöl. Während Sie sich raffinierten und Einfachzucker allmählich abgewöhnen, fügen Sie Ihrem Essen immer mehr gute Fette hinzu, und während Sie sich daran gewöhnen, passen Sie gleichzeitig je nach Ihrem Befinden und besonders Ihrem Energielevel die Menge von stärkehaltigem, erlaubtem Gemüse und Obst an. Wenn Sie sich schlapp fühlen, essen Sie mehr kohlenhydratreiches Obst und Gemüse. Wenn Sie auch weiterhin genügend Energie haben, bedeutet das, dass Sie sich daran gewöhnen, die saubereren Fette als Energiequelle zu nutzen. Nehmen Sie diese Anpassungen jeden Tag aufs Neue vor, und versuchen Sie, immer nur so viele Kohlenhydrate zu sich zu nehmen, wie Ihr Körper offensichtlich braucht. Bei dieser Diät handelt es sich nicht um eine ketogene Diät, die meiner Erfahrung nach weder notwendig noch förderlich ist. Einige Kohlenhydrate brauchen wir in unserer Nahrung, und wir brauchen die Nährstoffe, die außer ihnen noch in kohlenhydrathaltigen Lebensmitteln enthalten sind. Aber wir müssen auch die Flexibilität unseres Stoffwechsels steigern – das heißt, die Fähigkeit, Fette in Energie umzuwandeln. Die Strategie, die ich hier skizziere, sollte es Ihnen ermöglichen, allmählich diese Flexibilität zu entwickeln.

Die Proteinzufuhr ist ein weiteres Thema, das kontrovers diskutiert wird. Ich bin zu dem Schluss gekommen, dass die Aufnahme von Proteinen lebenswichtig ist, insbesondere für die Entwicklung der zahlreichen Enzyme, die unser Körper benötigt, dass allerdings übermäßig viel Protein nicht gesund ist. Das Eiweiß in unserer Nahrung ist maßgeblich an der Bildung von Stickstoff im Körper beteiligt, der wiederum das wichtigste Abfallprodukt ist, das über die Nieren ausgeschieden wird. Ein Übermaß an Eiweiß erzeugt im Körper zu viel Stickstoff und belastet unsere Nieren unnötig. Zu wenig Eiweiß führt zu schwachen Muskeln, Müdigkeit, geistiger Lethargie und nicht zuletzt zu einer geschwächten Immunfunktion. Ein guter Mittelweg ist eine Kombination aus täglichem Verzehr von Knochenbrühe, die wertvolle essentielle Aminosäuren enthält, 1–2 Eiern pro Tag und Lebensmitteln aus der Fleischgruppe (Fleisch, Innereien, Fisch, Geflügel). Bei Letzteren sollte die tägliche Portion etwa so groß sein wie ein Satz Spielkarten, wobei bei großen Menschen, besonders bei Männern, die tägliche Portion auf die doppelte Menge heraufgesetzt werden kann. Abgesehen davon ist es eine gute Ernährungspraxis, nicht zu viel Eiweiß auf einmal zu sich zu nehmen und die Menge an Eiweißquellen pro Mahlzeit auf diese Kartenspielgröße zu beschränken.

## Grundsatz fünf: Wasser

In den letzten Jahrzehnten sind Hunderte, vielleicht Tausende verschiedener Diätbücher geschrieben worden. Doch erwähnt praktisch keines von ihnen auch nur am Rande, welche Art von Wasser die

Leser trinken oder zum Kochen verwenden sollten. Dabei ist Wasser die »Nahrungs«-Substanz, von der wir am meisten zu uns nehmen. Und moderne Wasseraufbereitungsmethoden machen unser Leitungswasser zwar bakteriologisch unbedenklich, hinterlassen jedoch chemische Rückstände, die selbst in geringen Konzentrationen gefährlich sind. Die beiden häufigsten Beispiele dieser giftigen Zusätze im Leitungswasser der meisten Kommunen sind Chloramine, die Form von Chlorid, die zur Sterilisierung des Wassers dient, und Fluorid, ein giftiger Enzyminhibitor.[3] Hier soll keine Abhandlung über die Toxizität von Fluorid oder Chloraminen im Wasser folgen, denn Informationen zu diesem Thema sind im Internet leicht zu finden. Und es sind auch nicht die einzigen Giftstoffe, die im Leitungswasser der meisten Kommunen vorkommen. Studien haben gezeigt, dass Leitungswasser meist relevante Mengen an Arzneimitteln, Metallen und den bei der Herstellung von Sonnenschutzmitteln eingesetzten Chemikalien enthält.[4] Aus diesen Gründen füge ich einige Hinweise bei, wie Sie Ihr eigenes Leitungswasser aufbereiten können, um sich diesen Giften nicht auszusetzen.

Einen weiteren Aspekt unseres Trinkwassers müssen wir berücksichtigen, den uns die Forschungen von Viktor Schauberger und schon der gesunde Menschenverstand nahelegen. Viele von uns spüren intuitiv, dass Wasser nicht das tote, träge Vehikel ist, als das es dargestellt wird. Frisches, bewegtes Wasser oder Wasser, das aus einer Quelle sprudelt, hat eine schwer fassbare Lebensqualität, die sich der chemischen Analyse entzieht, aber von jedem halbwegs sensiblen Menschen wahrgenommen werden kann. Gesundes Wasser oder, wie Schauberger es nannte, »reifes Wasser«, ist kühl und bewegt sich in spiral- oder wirbelförmigen Mustern. Zu stark erwärmtes, stehendes Wasser ist ein Nährboden für Krankheiten und sollte, wie jeder Wanderer weiß, gemieden werden.

Zuerst müssen wir also den toxischen »Kram« aus dem Wasser entfernen, aber gleichzeitig darauf achten, dass die gesunden Mineralstoffe und Salze erhalten bleiben. Destilliertes Wasser ist keine Lösung, da diesem Wasser sämtliche nützlichen Mineralstoffe entzogen werden, die im Wasser gelöst sind. Und zweitens müssen wir dafür sorgen, dass das Wasser kühl ist und sich bewegt – in einer Spiralform, die die spiralförmigen Bewegungen des Herzens imitiert. Es geht also darum, mineralstoffreiches, giftfreies, kühles, sich spiralförmig bewegendes Wasser in ausreichender Menge zur Verfügung zu haben. Wenn man nicht in der Nähe einer abgelegenen Gebirgsquelle lebt, ist das schwierig, denn derzeit gibt es keine einfache Methode, wie sich Hausbesitzer solches Wasser beschaffen können. Außerdem sind die Systeme, von denen ich gehört habe und die am ehesten das leisten, was zur Erzeugung von solchem Wasser nötig wäre, für die meisten Menschen unerschwinglich.

Ich kenne Leute und Unternehmen, die unmittelbar an diesem Problem arbeiten und wirksame Lösungsvorschläge entwickeln, und freue mich darüber, aber eine einfache Lösung ist noch nicht gefunden. Im Moment kann ich nur die Methode anbieten, die ich selbst zu Hause anwende, obwohl ich weiß, dass sie keine Ideallösung darstellt und teilweise zweifelhafte Verfahren anwendet.

Ich entferne den »Kram« mithilfe eines Nikken-Filters unter der Spüle. Das ist ein mehrstufiges Filtersystem, das die meisten Verunreinigungen außer Fluorid entfernt. Um das Fluorid zu entfernen, gebe ich einen Teelöffel Adya-Clarity-Minerallösung in ein 4-Liter-Glas mit Wasser und lasse das Ganze 24–48 Stunden lang stehen. Unabhängige Laboranalysen haben gezeigt, dass die Ionen der in Adya Clarity enthaltenen Mineralstoffe an Giftstoffe, einschließlich Fluorid, binden, wodurch diese ausgefällt werden und somit leicht herausgefiltert werden können. Nach diesen 24–48 Stunden lasse ich das ausgefällte Wasser durch einen einfachen Kohlefilter laufen, der die ausgefällten Stoffe aus dem Wasser entfernt. Dann gebe ich dieses saubere Wasser in einen Wirbler (einen Duet-Wasser-Revitalisierer), der es remineralisiert und 9 Minuten lang in eine Wirbelbewegung versetzt. Schließlich stelle ich das Wasser in Flaska-Flaschen in den Kühlschrank. Die aktuellsten Informationen über die Natur des Wassers und wie Sie Ihr Wasser am besten selbst aufbereiten können, finden Sie auf der Website *www.dancingwithwater.com.*

## Grundsatz sechs: Vertrauen Sie auf Ihr Bauchgefühl

Zum guten Schluss muss jede Abhandlung über Ernährung beherzigen, dass Essen eine der grundlegenden Freuden des Lebens ist. Jede Diät, die Ihnen die Freude am Essen nimmt, ist im besten Fall verdächtig und im schlimmsten gefährlich. Essen muss eine erfreuliche und gesellige Erfahrung bleiben und darf kein klinischer, mechanischer Prozess sein, und letztlich muss jeder herausfinden, welche Ernährungsweise für ihn am besten passt. Ich kann Ihnen Grundsätze an die Hand geben, die auf meinem Verständnis von Physiologie und Krankheit beruhen, um Sie bei der Auswahl gesunder Lebensmittel anzuleiten, aber letztendlich müssen Sie selbst sorgfältig darauf achten und beobachten, wie Sie auf die Lebensmittel reagieren, die Sie zu sich nehmen. Eine der positiven Auswirkungen dieser Diät, die ich in all den Jahren beobachten konnte, in denen ich Menschen auf diese Weise behandelt habe, besteht darin, dass viele Menschen durch die Optimierung und Vereinfachung ihrer Ernährung mit der Zeit lernen, welche Diät die richtige für sie ist. Wenn man sich nach der amerikanischen Standarddiät ernährt, gibt es einfach keine Strategie, mit der man unterscheiden kann, was gut ist und was krank macht. Wenn Sie einen ganz neuen Anfang mit einfachen, gesunden Lebensmitteln machen, werden Sie herausfinden, wie Sie sich ernähren müssen. Von da an werden Sie Ihr eigener Arzt, die Weisheit Ihres eigenen Körpers wird Ihr Ratgeber, und Sie sind auf dem Weg zu besserer Gesundheit.

## Beispielmenüs

**Frühstück 1:** Ein oder zwei Eier, die Sie nach Belieben zubereiten können. (Besonders schmackhaft sind sie in Kokosöl gebraten und mit Pulver aus getrockneten Gemüsen bestreut oder mit einer Auswahl an kurz gebratenem Gemüse kombiniert.) Grüner Tee mit einem Teelöffel Kokosöl. Eine Tasse frische Beeren.

**Frühstück 2:** Ein großer Teller Suppe auf der Basis von Knochenbrühe, verschiedene kurz gebratene Gemüsesorten und verschiedene gebratene Biowürstchen. Verwenden Sie zum Anbraten des Gemüses Kokosöl als Fett und zum Würzen der Suppe eine Kombination aus Miso und Natto. Geben Sie einen großen Löffel fermentiertes Gemüse oben auf die fertige Suppe. Herzfreundlicher Malventee mit einem Teelöffel Kokosöl.

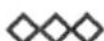

**Mittagessen 1:** Ein großer Salat mit vielen verschiedenen Gemüsesorten, darunter rohes Blattgemüse, kurz gekochtes, abgekühltes Gemüse (Brokkoli, Blumenkohl, Grünkohl und so weiter), und gekochten Eiern, Huhn oder Fisch (aus der Dose oder frisch gegart). Als Salatdressing entweder Olivenöl und Balsamico-Essig mit einer Vielzahl von Kräutern und Gewürzen oder ein verquirltes rohes Eigelb mit Crème fraîche. Als Beilagen kommen verschiedene fermentierte Gemüsesorten, etwas Rohmilchkäse, Beeren oder Apfelspalten infrage.

**Mittagessen 2:** Pochierter Lachs mit Butter, Ghee oder Kokosöl und Kräutern mit einer großen Portion leicht gedünstetem oder in Kokosöl, Butter oder Ghee kurz gebratenem Gemüse. Rooibostee mit einem Teelöffel Kokosöl und frische Beeren können die Mahlzeit abschließen.

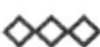

**Abendessen 1:** 100–170 Gramm Eiweiß (Fisch, Fleisch oder Geflügel), eine kleine Portion Süßkartoffeln oder glutenfreies Getreide (beispielsweise brauner Reis oder Quinoa) und eine große Portion vieler verschiedener Gemüse. Ein Beispiel wäre gebackenes Hähnchen mit Reis und Wok-Gemüse. Die Beilagen sollten fermentiertes Gemüse enthalten sowie eine Tasse Suppe, wenn Sie nicht schon zum Frühstück Suppe gegessen haben.

**Abendessen 2:** Eintöpfe aus dem Schongarer sind preisgünstige und praktische Mahlzeiten. Ein einfacher Rindfleischeintopf, bei dem normale Kartoffeln durch Süßkartoffeln ersetzt werden, kann regelmäßig auf dem Speisezettel der Familie stehen. Dazu würde ich einen großen grünen Salat mit einer großen Auswahl an gekochtem und rohem Gemüse servieren. Zur Ergänzung fermentiertes Gemüse, eine Tasse Suppe auf der Basis von Pulver aus getrockneten Gemüsen und zum Nachtisch verschiedene Sorten von Beeren oder ein paar Scheiben tropischer Früchte.

Lassen Sie an den Fastentagen das Frühstück weg, und verlegen Sie, wenn nötig, die Mittagsmahlzeit um ein paar Stunden vor.

ANHANG B

# Vorbeugung und Behandlung von Angina pectoris, instabiler Angina pectoris und Herzinfarkt

Zunächst eine Warnung: Wie alle medizinischen Behandlungen wird auch diese am besten in Zusammenarbeit mit Ihrem Kardiologen und mit einem Arzt durchgeführt, der mit dieser Therapie vertraut ist. Es gibt nicht den »Einheitspatienten«, also kann es auch keine Einheitsbehandlung geben. Daher werden die besten Ergebnisse erzielt, wenn die Behandlung in Zusammenarbeit mit Ihrem Arzt erfolgt und nach Bedarf entsprechend abgewandelt wird. Im Folgenden skizziere ich den Behandlungsplan, den ich jeweils individuell anpasse.

1. Verändern Sie Ihre Ernährung gemäß den Richtlinien in Anhang A, bis der hsCRP-Wert (Entzündungswert) und der HbA1c-Wert (Blutzuckerwert) sich normalisiert haben. Der optimale HbA1c-Wert liegt zwischen 4,9 und 5,4, nicht in dem Normalbereich, der in den Laborrichtlinien angegeben wird. Der hsCRP-Wert sollte immer unter 1,0 liegen; noch besser unter 0,5.
2. Emu-Öl, zum Beispiel von *www.walkabouthealthproducts.com*. Die Dosis liegt bei zweimal täglich drei Kapseln.
3. *Strophanthus. Strophanthus* ist derzeit in den Vereinigten Staaten schwer zu bekommen. Mögliche Alternativen sind (von der günstigsten bis zur ungünstigsten) (Anm. d. Übers.: Die Information in diesem Absatz entspricht nicht mehr der aktuellen

Situation, denn inzwischen wird Strophanthin online in verschiedenen weiteren Formen angeboten.):

a. G-Strophanthin (Ouabain). Derzeit ist die einzige Quelle weltweit eine Rezepturapotheke in Deutschland, die es nach ärztlichem Rezept herstellt. Die Darreichungsform sind Kapseln zu 3 mg, und die Anfangsdosis liegt bei einer Kapsel zweimal täglich vor den Mahlzeiten. Passen Sie in der Folge die Dosis an, je nachdem, wie Sie hinsichtlich Befinden, Ausdauer, Brustschmerzen (Angina pectoris), Herzfrequenz und den Ergebnissen des Belastungs-EKGs auf das Präparat ansprechen. Die endgültige Dosis liegt in der Regel in einem Bereich von 3 mg bis maximal 18 mg täglich (die Höchstdosis ist selten erforderlich).

b. *Strophanthus*-Extrakt. Dies ist ein Direktextrakt aus der *Strophanthus*-Pflanze, der g-Strophanthin enthält. Dieses Mittel hat den Vorteil, dass es alle in der Pflanze selbst enthaltenen Cofaktoren enthält. Derzeit einzige Bezugsquelle für diesen Extrakt ist ein brasilianisches auf Heilpflanzen spezialisiertes Unternehmen namens TeeBrasil *(www.teebrasil.com).* Ich verwende diesen Extrakt seit vielen Jahren mit gleichbleibend guten Ergebnissen. Die Dosierungsanweisung lautet auf 5–20 Tropfen des Extrakts dreimal täglich vor den Mahlzeiten. Die Einnahme erfolgt in etwas Wasser, das man vor dem Herunterschlucken eine Minute lang im Mund behält. Passen Sie auch hier die Dosis an, je nachdem, wie Sie auf das Mittel ansprechen.

c. Strophactiv D4. Dies ist ein deutsches homöopathisches Präparat, und zwar eine D4-Potenz von g-Strophanthin. Es ist hochverdünnt und sehr mild, aber dennoch wirksam, besonders bei empfindlichen Personen. Der Grund für die Verabreichung verdünnter Dosen ist, dass g-Strophanthin ein körpereigenes Hormon ist, das in den Nebennieren gebildet wird und auch im Körper in hochverdünnter Form vorliegt. Möglicherweise spiegeln die homöopathischen Mengen unseren endogenen Basiswert wider. Auch dieses Mittel ist nicht verschreibungspflichtig. Die Dosis von Strophactiv D4 liegt bei 20 Tropfen dreimal täglich vor den Mahlzeiten in einem Teelöffel Wasser, das man vor dem Schlucken eine Minute lang im Mund behalten sollte.

Meines Wissens sind bei diesen *Strophanthus*-Präparaten nur sehr selten gravierende negative Nebenwirkungen aufgetreten. Wie bei jedem Medikament ist es dennoch wichtig, nur so viel einzunehmen wie nötig, es regelmäßig einzunehmen und Ihren Arzt zu konsultieren, bevor Sie *Strophanthus* in irgendeiner Form verwenden.

ANHANG C

# Cholesterin und wie man ein Lipidprofil interpretiert

Bei ungefähr jedem zwanzigsten Patienten, der zum ersten Mal in meine Praxis kommt, ist das Hauptproblem ein hoher Cholesterinspiegel. Den Patienten wurde gesagt, dass sie Statinpräparate einnehmen müssten, und sie wollen eine zweite Meinung hören. Im Folgenden versuche ich zu erklären, was Sie in einer solchen Situation wissen müssen und wie ich die Rolle von Cholesterin (wenn es denn eine Rolle spielt) bei der Vorbeugung und Behandlung von Herzkrankheiten beurteile.

Bis vor etwa 10 Jahren lautete die Theorie der Ursachen von Plaquebildung (und damit von Herzkrankheit), dass verschiedene Arten von Fetten, die an Proteine gebunden sind, in unserem Blut zirkulieren. Die zwei für die Entstehung von Herzkrankheiten wichtigsten von ihnen sind das LDL (Low-Density-Lipoprotein) und das HDL (High-Density-Lipoprotein). Das LDL gilt als der »Bösewicht« in diesem Stück, denn es gibt atherogene (Plaque verursachende) Substanzen in die Arterien ab, sodass sich Ablagerungen bilden. Das HDL hingegen ist der »Gute«, weil es diese atherogenen Fette aufnimmt und aus den Arterien zurück in die Leber transportiert, wo sie verstoffwechselt werden. Die gesamte präventive Kardiologie und die fettarme Ernährungstherapie zielen darauf ab, das LDL zu senken und das HDL zu erhöhen.

Die Wirkung von Statinen und fettarmen Diäten beruht darauf, dass sie das LDL senken; die Kombination von beiden mit körperlicher Bewegung ergibt das Ornish- und das Pritikin-Programm zur

Behebung von Herzkrankheiten. Bei der Bestimmung des Lipidprofils werden Gesamtcholesterin, Triglyzeride (eine andere Art von Fett im Körper und vor allem die Form, in der Kohlenhydrate gespeichert werden), LDL und HDL gemessen. Viele Jahre lang galt das Verhältnis von Cholesterin zu HDL als der empfindlichste Indikator für das kardiovaskuläre Risiko, und 3,5 war die magische Zahl. Bei Werten unter 3,5 galt das Risiko einer Herzerkrankung als minimal.

Seit einiger Zeit messen Kardiologen jedoch der absoluten Höhe des LDL-Wertes mehr Bedeutung bei. Die Meinungen über den optimalen LDL-Wert gehen zwar auseinander, aber meist heißt es, je niedriger er ist, desto besser.[1] Wenn es in der Vorgeschichte des Patienten Herzerkrankungen gibt, strebt die moderne Kardiologie routinemäßig einen LDL-Wert unter 100 oder sogar unter 80 an. Ebenso ist erwähnenswert, dass die Triglyzeride in einem umgekehrten Verhältnis zum »schützenden« HDL stehen, sodass bei einem Anstieg der Triglyzeride (in der Regel durch übermäßigen Kohlenhydratkonsum oder manchmal auch durch Alkoholkonsum) die HDL-Werte sinken.[2] Kurz gesagt, aus der Sicht der konventionellen Kardiologie sollten Sie also ein Cholesterin/HDL-Verhältnis von weniger als 3,5 und einen LDL-Wert von weniger als 100 haben oder, wenn Sie bereits eine Herzerkrankung hatten, von weniger als 80. Soweit die offizielle Linie.

Allerdings wurden auch zwei Artikel veröffentlicht, die eine andere Auffassung vertreten. Der erste, der im Jahr 2000 im *British Medical Journal* erschien, bot eine Retrospektive über den Einsatz von Statinen in der Behandlung und Vorbeugung von Herzkrankheiten über 20 Jahre.[3] Die Studie kam zu dem Schluss, dass der Nutzen der Statintherapie gering ist, mit einer Risikosenkung von etwa 7–10 Prozent. (Die »Risikosenkung« ist übrigens eine clevere Methode, Daten und damit Menschen zu manipulieren. Nehmen Sie zum Beispiel zwei Gruppen mit je 500 Patienten; in einer Gruppe geben Sie das Medikament X und stellen fest, dass eine Person an einem Herzinfarkt stirbt. In der Placebogruppe gibt man nichts, und zwei Menschen sterben an einem Herzinfarkt. Die Risikominderung führt zu dem Schluss, dass das Risiko um 33 Prozent verringert wird, wenn man das Medikament X einnimmt. Man kann also dem Begriff nicht allzu viel Bedeutung beimessen). Eine weitere wichtige Schlussfolgerung der Studie lautete, dass sie zwar eine geringfügige (und vielleicht bedeutungslose) Verringerung des Risikos für Herzkrankheiten feststellte, die Gesamtmortalität (das heißt Tod durch beliebige Ursachen) sich aber durch die Einnahme von Statinen nicht veränderte. Mit anderen Worten: Die Einnahme von Statinen verändert nicht das Sterberisiko, sondern führt nur zu einer geringfügigen Verringerung und möglicherweise fehlerhaften Bewertung des Risikos einer Herzerkrankung.

Im Jahr 2004 verfasste ein Lipidexperte namens Uffe Ravnskov für *Wise Traditions* einen Artikel mit dem Titel »The Benefits of High Cholesterol«.[4] Dr. Ravnskov vertritt die Ansicht, dass das LDL weitgehend für die Verhinderung von Infektionen verantwortlich ist und dass die Menschen mit den niedrigsten LDL-Werten die höchste Gesamtsterblichkeitsrate aufweisen. Wenn man die Gesamtmortalität (Tod durch beliebige Ursache, nicht nur durch Herzkrankheiten) betrachtet, ist das Sterberisiko bei Patienten mit Werten unter 100 am höchsten. Er plädiert dafür, nur selten – wenn überhaupt – zu versuchen, den LDL-Wert zu senken.

Mein Rat an meine Patienten lautet, dass das Lipidprofil ein höchst fragwürdiges Instrument zur Bewertung ihres Risikos für Herzkrankheiten ist und dass, wenn ihr Cholesterin/HDL-Verhältnis unter 3,5 (oder nahe bei 3,5) liegt, eine Intervention weder notwendig noch sinnvoll ist. Wenn das Verhältnis höher ist als 5,5 (in der Regel wegen hoher Triglyzeride und niedrigem HDL), können sie in erheblichem Maße von den Leitlinien in Anhang A, einschließlich einer kohlenhydratarmen Ernährung zur Senkung des Triglyzeridspiegels, und von einem Programm für mehr Bewegung profitieren. Darüber hinaus liefert dieser Test meiner Meinung nach kaum nützliche Informationen.

# Literaturhinweise

## Bücher

Anderson, M. Kat: *Tending the Wild: Native American Knowledge and the Management of California's Natural Resources.* Berkeley: University of California Press, 2006.

Cowan, Thomas, MD: *How (and Why) to Eat More Vegetables.* San Francisco, CA: Thomas Cowan, MD, 2016.

Cowan, Thomas, MD: *The Fourfold Path to Healing.* Washington, DC: New Trends Publishing, 2004.

Eisenstein, Charles: *Sacred Economics.* Berkeley, CA: Evolver Editions, 2011.

Eisenstein, Charles: *The More Beautiful World Our Hearts Know Is Possible.* Berkeley, CA: North Atlantic Books, 2013.

Fallon, Sally: *Das Vermächtnis unserer Nahrung.* Kandern: Narayana, 2016.

Illich, Ivan: *Entschulung der Gesellschaft.* München: Kösel 1972.

Illich, Ivan: *Die Enteignung der Gesundheit.* Reinbek: Rowohlt, 1975.

Illich, Ivan: »Schöpferische Arbeitslosigkeit«. In: Ders.: *Fortschrittsmythen.* Reinbek: Rowohlt, 1978.

Jensen, Derrick: *Dreams.* New York: Seven Stories Press, 2011.

Kashtan, Miki: *Reweaving the Human Fabric: Working Together to Create a Nonviolent Future.* Oakland, CA: Fearless Heart Publications, 2014.

Miller, Seth: *A New Sacred Geometry: The Art and Science of Frank Chester.* Spirit Alchemy Design, 2013.

Pollack, Gerald H.: *Wasser – viel mehr als $H_2O$.* Kirchzarten bei Freiburg: VAK Verlags GmbH, 2014.

Price, Weston A. Price: *Ernährung und körperliche Degeneration.* Immenstadt: Mobiwell-Verlag, 2020.

Ralph Marinelli, Branko Furst, Hoyte van der Zee et al.: »The Heart Is Not a Pump: A Refutation of the Pressure Propulsion Premise of Heart Function«. *Frontier Perspectives,* Herbst/Winter 1995; 5(1): 15–24. *http://www.rsarchive.org/RelArtic/Marinelli.*

Stefanson, Vilhjalmur: *Cancer: A Disease of Civilization.* New York: Hill and Wang, 1960.

# Endnoten

Alle hier aufgeführten Links waren bei Redaktionsschluss online zugänglich. Möglicherweise haben Seitenbetreiber in der Zwischenzeit Links hinter einer Paywall versteckt. Dies liegt nicht im Verantwortungsbereich von Autor und Verlag. Für Links, die nach der Veröffentlichung von den Seitenbetreibern gelöscht oder verändert wurden, übernehmen Autor und Verlag keine Verantwortung. Manche nicht mehr verfügbaren Links können mithilfe der Wayback Machine im Internet Archive aufgefunden werden: *archive.org/web/*.

## Kapitel 2: **Der Kreislauf**

1 Robert A. Freitas Jr.: *Nanomedicine, Volume I: Basic Capabilities*. Georgetown, TX: Landes Bioscience, 1999.
2 Gerald H. Pollack: *Wasser – viel mehr als $H_2O$*. Kirchzarten bei Freiburg: VAK Verlags GmbH, 2014.
3 Ebd., 102.
4 Ebd., 74 f.
5 Viktor Schauberger: *Nature as Teacher: New Principles in the Working of Nature (Ecotechnology)*. Dublin, Ireland: Gill Books, 1999.
6 Ebd.
7 Viktor Schauberger: *Living Water*. Dublin, Ireland: Gill & MacMillan, 2002, 22.
8 University of Leicester: »Breakthrough Discovery Reveals How Thirsty Trees Pull Water to Their Canopies«. *ScienceDaily*, 20. Januar 2016. *https://www.sciencedaily.com/releases/2016/01/160120092649.htm*.

## Kapitel 3: **Der Elendsindex**

1 »Misery Index (Economics)«. *Wikipedia. https://en.wikipedia.org/wiki/Misery_index_(economics).*

2 World Health Organization: *Mental Health: A Call for Action by World Health Ministers.* World Health Organization, 2001. *https://web.archive.org/web/20041003205836/https://www.who.int/mental_health/advocacy/en/Call_for_Action_MoH_Intro.pdf.*

3 Brandon H. Hidaka: »Depression as a Disease of Modernity: Explanations for Increasing Prevalence«. *Journal of Affective Disorders,* November 2012; 140(3): 205–214. *http://www.ncbi.nlm.nih.gov/pubmed/22244375.*

4 Donald A. Grinde Jr., Bruce E. Johansen: *Exemplar of Liberty: Native America and the Evolution of Democracy.* American Indian Studies Center, UCLA, 1991.

5 Rudolf Steiner: *Course for Young Doctors.* Spring Valley, NY: Mercury Press, 1994.

6 Weston A. Price: *Ernährung und körperliche Degeneration.* Immenstadt: Mobiwell-Verlag, 2020.

## Kapitel 4: **Die Geometrie des Herzens**

1 Armin Husemann: *Der musikalische Bau des Menschen.* Stuttgart: Verlag Freies Geistesleben, 2. Auflage, 1989.

2 L. F. C. Mees: *Das menschliche Skelett. Form und Metamorphose.* Stuttgart: Urachhaus, 1981.

3 Seth Miller: *A New Sacred Geometry.* Spirit Alchemy Design, 2013, 12.

4 Ebd.

5 Frank Chester: »Home«. *New Form Technology.*

6 Ebd., 3, 13.
7 Ebd., 13.

## Kapitel 6: **Was Herzinfarkte nicht verursacht**

1 »About Underlying Cause of Death, 1999–2014«. Centers for Disease Control and Prevention, *https://wonder.cdc.gov/ucd-icd10.html.*
2 Giorgio Baroldi, Malcolm Silver: *The Etiopathogenesis of Coronary Heart Disease: A Heretical Theory Based on Morphology.* Texas: Landes Bioscience, 2004. *https://www.strophantus.de/wp-content/uploads/2021/01/8c Baroldi_Heretical_2004.pdf;* Knut Sroka: »On the Genesis of Myocardial Ischemia«. *Z Kardiol,* 2004; 93: 768–783. *https://web.archive.org/web/20190418202356/http://heartattack new.com:80/wp-content/uploads/2012/12/on_the_genesis_of_ myocardial_ischemia.pdf.* Mein Dank gilt auch Dr. Knut Sroka für seine Arbeiten und seine Website *www.heartattacknew.com.*
3 »Heart Disease Facts«. Centers for Disease Control and Prevention, *https://www.cdc.gov/heart-disease/data-research/ facts-stats/?CDC_AAref_Val=https://www.cdc.gov/heartdisease/ facts.htm.*
4 »Heart Disease and Stroke Cost America Nearly $1 Billion a Day in Medical Costs, Lost Productivity«, CDC Foundation, 29. April 2015. *https://www.cdcfoundation.org/pr/2015/heart-disease-and-stroke-cost-america-nearly-1-billion-day-medical-costs-lost-productivity.*
5 C. S. Rihal et al.: »Indications for Coronary Artery Bypass Surgery and Percutaneous Coronary Intervention in Chronic Stable Angina«. *Circulation,* November 2003; 108(20): 2439–2445. *https://www.ncbi.nlm.nih.gov/pubmed/14623791.*

6 Knut Sroka: »The Riddle's Solution«. Heart Attack New Approaches. *https://heartattacknew.com/faq/how-dangerous-are-my-blocked-coronary-arteries/the-riddles-solution.*

7 Pam Belluck: »Cholesterol-Fighting Drugs Show Wider Benefit«. *The New York Times*, 9. November 2008. *https://www.nytimes.com/2008/11/10/health/10heart.html.*

8 W. Doerr, W. W. Höpker, J. A. Roßner: *Neues und Kritisches vom und zum Herzinfarkt: Vorgelegt in der Sitzung vom 14. Dezember 1974 (Sitzungsberichte der Heidelberger Akademie der Wissenschaften).* Springer, 1975.

9 Giorgio Baroldi, Malcolm Silver: *The Etiopathogenesis of Coronary Heart Disease: A Heretical Theory Based on Morphology.* Texas: Landes Bioscience, 2004.

10 R. H. Helfant et al.: »Coronary Heart Disease. Differential Hemodynamic, Metabolic and Electrocardiographic Effects in Subjects with and without Angina during Atrial Pacing«. *Circulation*, Oktober 1970; 42(4): 601–610. *https://www.ncbi.nlm.nih.gov/pubmed/11993303.*

## Kapitel 7: **Was tatsächlich Herzinfarkte verursacht**

1 Giorgio Baroldi, Malcolm Silver: *The Etiopathogenesis of Coronary Heart Disease: A Heretical Theory Based on Morphology.* Texas: Landes Bioscience, 2004. *https://www.strophantus.de/wp-content/uploads/2021/01/8cBaroldi_Heretical_2004.pdf;* Knut Sroka: »On the Genesis of Myocardial Ischemia«. *Z Kardiol*, 2014; 93: 768–783. *https://web.archive.org/web/20190418202356/http://heartattacknew.com:80/wp-content/uploads/2012/12/on_the_genesis_of_myocardial_ischemia.pdf;* H. Fürstenwerth: »Ouabain—the Insulin of the Heart«. *The International Journal of Clinical Practice*, November 2010; 64(12): 1591–1594.

*https://www.herzinfarkt-alternativen.de/wp-content/uploads/2012/12/ouabain_the_insulin_of_the_heart.pdf*; H. Fürstenwerth: »On the Differences between Ouabain and Digitalis Glycosides«. *American Journal of Therapeutics*, Januar–Februar 2014; 21(1): 35–42. *https://www.ncbi.nlm.nih.gov/pubmed/21642827*.

2 Knut Sroka: »On the Genesis of Myocardial Ischemia«. *Z Kardiol*, 2004; 93: 768–783. *https://web.archive.org/web/20190418202356/http://heartattacknew.com:80/wp-content/uploads/2012/12/on_the_genesis_of_myocardial_ischemia.pdf*.

3 B. Takase et al.: »Heart Rate Variability in Patients with Diabetes Mellitus, Ischemic Heart Disease and Congestive Heart Failure«. *Journal of Electrocardiology*, April 1992; 25(2): 79–88. *https://www.ncbi.nlm.nih.gov/pubmed/1522401*.

4 Knut Sroka: »On the Genesis of Myocardial Ischemia«. *Z Kardiol*, 2004; 93: 768–783. *https://web.archive.org/web/20190418202356/http://heartattacknew.com:80/wp-content/uploads/2012/12/on_the_genesis_of_myocardial_ischemia.pdf*.

5 Knut Sroka et al.: »Heart Rate Variability in Myocardial Ischemia during Daily Life«. *Journal of Electrocardiology*, 1. Januar 1997; 30(1): 45–56. *http://www.ncbi.nlm.nih.gov/pubmed/9005886*.

6 Knut Sroka: »On the Genesis of Myocardial Ischemia«. *Z Kardiol*, 2004; 93: 768–783. *https://web.archive.org/web/20190418202356/http://heartattacknew.com:80/wp-content/uploads/2012/12/on_the_genesis_of_myocardial_ischemia.pdf*.

7 James Scheuer, Norman Brachfeld: »Coronary Insufficiency: Relations between Hemodynamic, Electrical, and Biochemical Parameters«. *Circulation Research*, 966; 18(2): 178–189. *https://circres.ahajournals.org/content/18/2/178*; P. G. Schmid et al.: »Regional Choline Acetyltransferase Activity in the Guinea Pig Heart«. *Circulation Research*, 1978: 657–660. *https://circres.ahajournals.org/content/42/5/657*.

KOPP

## Ihre Vorteile

- ✔ Versandkostenfreie Lieferung innerhalb Europas
- ✔ Kein Mindestbestellwert
- ✔ 30 Tage Rückgaberecht
- ✔ Keine Verpflichtungen kein Club, keine Mitgliedschaft
- ✔ Regelmäßige Informationen über brisante Neuerscheinungen und seltene Restbestände

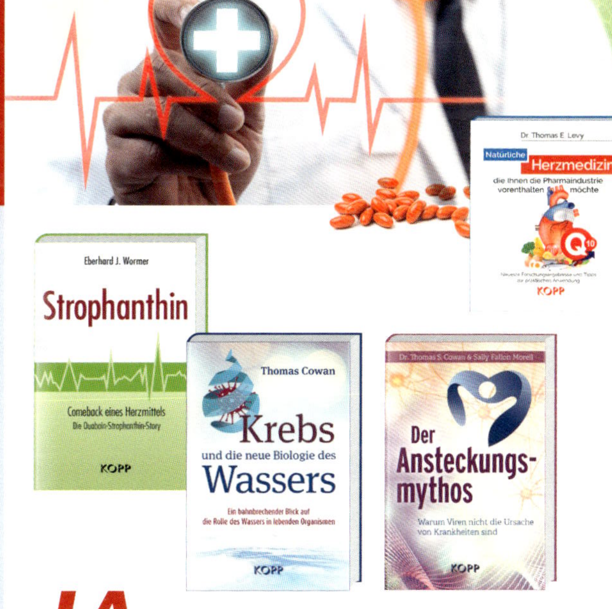


**JA,** ich möchte kostenlos und unverbindlich Ihren Gesamtkatalog anfordern.

Bücher, die Ihnen die Augen öffnen

**Bitte schicken Sie Ihren Gesamtkatalog**
an meine Adresse:

Name, Vorname

Straße, Hausnummer

PLZ, Wohnort

Land

**Bestelltelefon (0 74 72) 98 06 10**
**Bestellfax (0 74 72) 98 06 11**
**info@kopp-verlag.de**
**www.kopp-verlag.de**

Bitte ausreichend frankieren

Deutsche Post
*ANTWORT*

**Kopp Verlag**

Bertha-Benz-Straße 10
72108 Rottenburg

8 A. M. Katz: »Effects of Ischemia on the Cardiac Contractile Proteins«. *Cardiology*, 1971; 56(1): 276–283. *https://www.ncbi.nlm.nih.gov/pubmed/4261989.*

9 Weston A. Price: *Ernährung und körperliche Degeneration.* Immenstadt: Mobiwell-Verlag, 2020.

10 Debra Braverman: *Heal Your Heart with EECP.* Celestial Arts, 2005.

11 Ebd.

## Kapitel 10: **Das kosmische Herz**

1 »The Top 10 Causes of Death«. World Health Organization, *https://www.who.int/news-room/fact-sheets/detail/the-top-10-causes-of-death.*

2 Ta-Nehisi Coates: »Hoodlums«. *The Atlantic*, 7. Dezember 2010. *https://www.theatlantic.com/national/archive/2010/12/hoodlums/67599.*

3 Arild Vaktskjold et al.: »The Mortality in Gaza in July–September 2014: A Retrospective Chart-Review Study«. *Conflict and Health*, Mai 2016; 10: 10. *https://www.ncbi.nlm.nih.gov/pmc/articles/PMC4855860.*

4 »Science«. *Merriam-Webster. https://www.merriam-webster.com/dictionary/science.*

5 Rollin McCraty et al.: *The Coherent Heart.* California: Institute of HeartMath, 2006. *https://www.heartmath.com/20570-2/.*

6 So setzt beispielsweise Johns Hopkins Medicine die normale Atemfrequenz bei Erwachsenen bei 12–16 Atemzügen pro Minute an. »Vital Signs (Body Temperature, Pulse Rate, Respiration Rate, Blood Pressure)«. Johns Hopkins Medicine. *https://www.hopkinsmedicine.org/healthlibrary/conditions/*

*cardiovascular_diseases/vital_signs_body_temperature_pulse_rate_respiration_rate_blood_pressure_85,P00866.*

## Kapitel 11: **Herz aus Gold**

1 Raj Chetty et al.: »The Association between Income and Life Expectancy in the United States, 2001–2014«. *Journal of the American Medical Association*, April 2016; 315(16): 1750–1766. *https://jama.jamanetwork.com/article.aspx?articleid=2513561.*

2 James A. Levine: »Poverty and Obesity in the U.S.«. *Diabetes*, November 2011; 60(11): 2667–2668. *https://www.ncbi.nlm.nih.gov/pmc/articles/PMC3198075.*

3 S. Saydah, K. Lochner: »Socioeconomic Status and Risk of Diabetes-Related Mortality in the U.S.«. *Public Health Reports*, Mai–Juni 2010; 125(3): 377–388. *https://www.ncbi.nlm.nih.gov/pubmed/20433032.*

4 »Mental Health, Poverty and Development«. World Health Organization, *https://web.archive.org/web/20160220013635/http://www.who.int:80/mental_health/policy/development/en/.*

5 G. Lee, M. Carrington: »Tackling Heart Disease and Poverty«. *Nursing Health & Science*, Dezember 2007; 9(4): 290–294. *https://www.ncbi.nlm.nih.gov/pubmed/17958679.*

6 »Poverty«. *Merriam-Webster. https://www.merriam-webster.com/dictionary/poverty.*

7 Rakesh Kochhar: »What It Means to Be Poor by Global Standards«. Pew Research Center, veröffentlicht am 22. Juli 2015. *https://www.pewresearch.org/fact-tank/2015/07/22/what-it-means-to-be-poor-by-global-standards*; siehe auch Rakesh Kochhar:
»A Global Middle Class Is More Promise than Reality«. Pew

Research Center, 8. Juli 2015. *https://www.pewglobal.org/2015/07/08/a-global-middle-class-is-more-promise-than-reality.*

8 »Poverty Guidelines«. U.S. Department of Health & Human Services, 1. Januar 2015. *https://aspe.hhs.gov/poverty-guidelines.*

9 Tim Henderson: »Poverty Rate Drops in 34 States, DC«. PEW Charitable Trusts, 18. September 2015. *https://www.pewtrusts.org/en/research-and-analysis/blogs/stateline/2015/09/18/poverty-rate-drops-in-34-states-dc*;
»World Bank Forecasts Global Poverty to Fall Below 10% for First Time; Major Hurdles Remain in Goal to End Poverty by 2030«. The World Bank, 4. Oktober 2015.
*https://www.worldbank.org/en/news/press-release/2015/10/04/world-bank-forecasts-global-poverty-to-fall-below-10-for-first-time-major-hurdles-remain-in-goal-to-end-poverty-by-2030*; und »2. Background«. World Health Organization, *https://web.archive.org/web/20160318203628/http://www.who.int/nutrition/topics/2_background/en.*

10 Raj Chetty et al.: »The Association between Income and Life Expectancy in the United States, 2001–2014«. *Journal of the American Medical Association*, 2016; 315(16): 1750–1766.

11 Ellen Brown: »Who Owns the Federal Reserve?«. Global Research, 30. September 2015. *https://www.globalresearch.ca/who-owns-the-federal-reserve/10489.*

12 Bart Gruzalski: »The USA Attacked Iraq Because Saddam Had W$D«. *Counterpunch*, 22. März 2013. *https://www.counterpunch.org/2013/03/22/the-usa-attacked-iraq-because-saddam-had-wd.*

13 Brad Hoff: »Hillary Emails Reveal True Motive for Libya Intervention«. *Foreign Policy Journal*, 6. Januar 2016. *https://www.foreignpolicyjournal.com/2016/01/06/new-hillary-emails-reveal-true-motive-for-libya-intervention.*

## Kapitel 12: **Was hat die Liebe damit zu tun?**


1 Paul Pearsall: *Heilung aus dem Herzen*. München: Goldmann, 1999.


## Anhang A: **Die Herzdiät nach Cowan**


1 G. Taormina, M. G. Mirisola: »Longevity: Epigenetic and Biomolecular Aspects«. *Biomolecular Concepts*, April 2015; 6(2): 105–117. *https://www.ncbi.nlm.nih.gov/pubmed/25883209.*

2 K. C. Bedi Jr. et al.: »Evidence for Intramyocardial Disruption of Lipid Metabolism and Increased Myocardial Ketone Utilization in Advanced Human Heart Failure«. *Circulation* Februar 2016; 133(8): 706–716. *https://www.ncbi.nlm.nih.gov/pubmed/26819374.*

3 Water Quality Association: »Common Waterborne Contaminants«. *Water Quality Association. https://www.wqa.org/learn-about-water/common-contaminants.*

4 WHO, *Pharmaceuticals in drinking-water*. Genf: World Health Organization, 2011. *https://web.archive.org/web/20161204015259/https://www.who.int/water_sanitation_health/publications/2011/pharmaceuticals_20110601.pdf.*


## Anhang C: **Cholesterin und wie man ein Lipidprofil interpretiert**


1 M. Farnier: »Future Lipid-Altering Therapeutic Options Targeting Residual Cardiovascular Risk«. *Current Cardiology Reports*, Juli 2016; 18(7): 65. *https://www.ncbi.nlm.nih.gov/pubmed/27216845.*

2 W. Masson et al.: »Association Between Triglyceride/HDL Cholesterol Ratio and Carotid Atherosclerosis in Postmenopausal Middle-Aged Women«. *Endocrinología y Nutrición*, August–September 2016; 63(7): 327–332. *https://www.ncbi.nlm.nih.gov/pubmed/27236636*.

3 M. Pignone, C. Phillips, C. Mulrow: »Use of Lipid Lowering Drugs for Primary Prevention of Coronary Heart Disease: Meta-analysis of Randomised Trials«. *British Medical Journal*, Oktober 2000; 321(7267): 983–986. *https://www.ncbi.nlm.nih.gov/pubmed/11039962*.

4 Uffe Ravnskov: »The Benefits of High Cholesterol«. The Weston A. Price Foundation, 24. Juni 2004. *https://www.westonaprice.org/modern-diseases/the-benefits-of-high-cholesterol/*.

# Register

## B

## E

## H

## I



## K

## L

**M**



**N**

## O



## P

## Q



## R



## S

## T



## U



## V

## W



## X



## Z